DE LA ANSIEDAD A LA CALMA

ALISON SEPONARA

DE LA ANSIEDAD A LA CALMA

La guía definitiva con las herramientas
que sí funcionan para controlarla

DIANA

Obra editada en colaboración con Editorial Planeta – España

Título original: *The Anxiety Healer's Guide: Coping Strategies and Mindfulness Techniques to Calm the Mind and Body*

© Alison Seponara, 2022
Todos los derechos reservados.
Publicado por acuerdo con el editor original Simon Element,
un sello editorial de Simon & Schuster, Inc

© de la traducción al castellano, Maria Fresquet, 2022
Diseño del interior, © Jennifer Chung, 2021
Maquetación: Toni Clapés

© 2022, Editorial Planeta, S. A. – Barcelona, España

Derechos reservados

© 2024, Editorial Planeta Mexicana, S.A. de C.V.
Bajo el sello editorial DIANA M.R.
Avenida Presidente Masarik núm. 111,
Piso 2, Polanco V Sección, Miguel Hidalgo
C.P. 11560, Ciudad de México
www.planetadelibros.com.mx

Primera edición impresa en España: octubre de 2022
ISBN: 978-84-1119-034-3

Primera edición en formato epub: enero de 2024
ISBN: 978-607-39-0901-3

Primera edición impresa en México: enero de 2024
ISBN: 978-607-39-0794-1

Impreso en los talleres de Litográfica Ingramex, S.A. de C.V.
Centeno núm. 162-1, colonia Granjas Esmeralda, Ciudad de México
Impreso en México – *Printed in Mexico*

Para Mila y Paolo:

*que siempre me recuerdan que reír es la mejor
medicina… y mi razón para sanar.*

Y mamá, papá, Amy y Jonny:

*gracias por aceptarme como soy, quererme y creer en
mí… a pesar de mi tema con la ansiedad.*

ÍNDICE

INTRODUCCIÓN

¡Te doy la bienvenida a *De la ansiedad a la calma*! Me siento muy agradecida por poder recorrer este camino contigo, no solo como terapeuta, sino como alguien que también ha tenido que enfrentarse a problemas de ansiedad. Como tal (además de ganarme la vida ayudando a gente a aliviar la ansiedad), estoy constantemente buscando formas para calmar mi mente y mi cuerpo hiperactivos cuando me enfrento a adversidades. Fui la típica niña con frecuentes dolores de estómago que nunca quería hacer fiestas de pijamas en casa de una amiga; la adolescente que creía que no era suficiente; la universitaria que siempre sentía que se estaba «muriendo» y vivía en el consultorio del médico; la adulta que esperaba ser la reina de la fiesta, pero que en realidad lidiaba con una ansiedad social aguda, etc. Empecé a tomar mis decisiones basándome en lo que los demás esperaban de mí, y me sentía presionada para ser alguien que no era. Sentía una necesidad constante de ser perfecta y de no arruinarlo todo hablando de mis sentimientos. Cuando trataba de expresar abiertamente mi sentimiento de tristeza, de preocupación o de enfado, siempre se evitaba hablar sobre el tema diciéndome: «Vamos, pero si estás bien». Siempre era la que escuchaba a los demás y a la que nadie escuchaba. Me costaba confiar en mí misma.

Escondía mis emociones y la ansiedad empezó a manifestarse de forma más física, con importantes problemas digestivos. Fui a un sinfín de gastroenterólogos y me hicieron todo tipo de pruebas. ¿El diagnóstico? Síndrome del intestino irritable (SII). Lo que averigüé sobre el SII es que, básicamente, es una forma bonita de decir «no le pasa nada malo a tu intestino [menos mal], pero no podemos hacer nada más». Me sentí sola, desesperanzada y enferma. Sin otro recurso al que acudir que internet, empecé a investigar más sobre la curación holística y la medicina oriental. Empecé a hallar esperanza en lo que estaba aprendiendo sobre la conexión entre el cuerpo, el alma y la mente.

Notaba un sentido de pertenencia cuando iba a mi clase semanal de yoga. Me sentía cómoda con las meditaciones guiadas, los ejercicios de respiración y las prácticas de autorrelajación. Aprendí a poner límites con los demás y me puse como reto hablar abiertamente de mis sentimientos cuando sintiera la necesidad. Encontré un terapeuta que creía en la psicología holística tanto como yo, y confié en que me recuperaría. Entonces no lo sabía, pero estaba gestando mi propia herramienta para la ansiedad. Ahora soy más consciente de las herramientas y recursos de los que dispongo cuando tengo ansiedad o me siento descontrolada. Realicé esta guía completa con todas las herramientas y técnicas que contribuyeron a mi propia sanación y espero que te sea útil en tu propia recuperación.

Curar la ansiedad

Soy una terapeuta licenciada, especializada en ansiedad. De hecho, en una encuesta que hicieron en mi clase en secundaria me nominaron como «la persona que tiene más probabilidades de ser terapeuta». Sí, leíste bien. Había estado inconscientemente ayudando a gente a sanar desde entonces. En aquella época, este título no tenía mucho sentido, pero en la actualidad es una de las pocas cosas de mi vida que lo tiene. Siempre he tenido una tendencia innata a ayu-

dar a los demás. Siempre supe que quería ser una especie de sanadora, pero no sabía si eso era posible. Siempre dudé de mí misma.
Nunca sentí que lo que decía tuviera realmente importancia. Esto
fue así hasta el año 2018, cuando nació mi perfil *The Anxiety Healer*
en las redes sociales. A medida que iba compartiendo mis experiencias con la ansiedad en Instagram, gente de todo el mundo se inte-
resaba por mi recuperación, así como por mis conocimientos como
terapeuta. Empecé a publicar más *posts* con más información sobre
las curas holísticas para la ansiedad, técnicas cognitivo-conductua-
les, prácticas para la buena salud del sistema digestivo y, lo más importante de todo, historias de autoayuda educativas.

Tenía la esperanza de poder crear una comunidad sanadora en
la que los demás pudieran encontrar el apoyo que me hubiera gustado tener a mí cuando era una niña, adolescente, universitaria y
adulta con ansiedad. Lo que empezó siendo un perfil personal con
citas inspiradoras y afirmaciones positivas se convirtió en un lugar
al que las personas con ansiedad de todo el mundo podían acudir
para conectar con otros en su misma situación y sentirse menos
solas con su lucha. En tan solo tres años, mi perfil se había conver-
tido en una fuente de educación, comunidad, apoyo, y un lugar
internacional en el que encontrar herramientas para la salud mental. Puse todo mi empeño en cada publicación, historia y *reel* que
creaba, como estoy haciendo ahora con esta guía. Aporto mis conocimientos como terapeuta licenciada y, lo que es más importante,
como ser humano en su propio camino hacia la sanación. No soy
un «ser superior» por tener un título. Primero soy humana, y luego
terapeuta.

Sé que sientes que has perdido el rumbo. Sé que tienes miedo.
Siento tu dolor. Veo tu lucha. Escribo este libro desde el amor y la
compasión. Soy una persona muy sensible y siento con intensidad
lo que sienten los demás, y sé lo difícil que es este camino hacia la
sanación. Tendrás días buenos y días malos. Siempre habrá días en
los que querrás tirar la toalla. Puede que te desanimes si no funcio-

nan los primeros ejercicios que practiques. Pero recuerda que la sanación no es un proceso lineal. Todo forma parte del proceso, y yo creo en ti. Este es el primer paso para el resto de tu vida. No estás solo. ¡TÚ PUEDES!

A quién va dirigida esta guía

Diseñé esta guía para todas aquellas personas que luchan a diario para recuperarse y que están dispuestas a enfrentarse a sus miedos. Sanadores que luchan continuamente por su derecho a sentir paz. Personas que han sufrido, que saben que no hay una forma rápida de curar la ansiedad y que es necesario comprometerse a trabajar todos los días. Sanadores que están preparados para tomar el control de sus vidas, mirar a la ansiedad a los ojos y decirle: «Hoy no dejaré que ganes». Esta guía es para todo el mundo que cree que la sanación es posible a pesar de los obstáculos.

La comunidad para la sanación de la ansiedad en Instagram desempeñó un papel muy importante en el proceso de creación de esta guía, porque me inspiró para escribir un libro lleno de todas esas herramientas prácticas y cotidianas que podemos usar para aliviar la ansiedad en el día a día. Se trata de herramientas que he usado para lidiar con mi propia ansiedad y que he practicado durante más de veinte años. Mi objetivo con esta guía de sanación holística es ayudarte a encontrar los ejercicios, estrategias y técnicas que funcionan mejor para ti cuando tienes ansiedad, y crearte tus propios recursos, junto con el apoyo de profesionales si fuera necesario.

Cómo usar esta guía

Este libro está diseñado con ejercicios paso a paso para ayudarte a vencer tu ansiedad en cualquier momento y lugar. Para que sea más comprensible y fácil de usar, está dividido en distintas partes: ejercicios corporales, trucos mentales para aliviar la ansiedad y cómo crear tus propias herramientas para la sanación. A medida que vayas practicando los ejercicios de este libro, observarás qué estrategias te resultan más efectivas y cómo adaptar las mejores prácticas según tus necesidades. Estas prácticas debes usarlas a diario como rutina para cultivar tu bienestar. Recuerda que solo porque hayas practicado una técnica de forma regular no significa que te hayas «curado». No hay una estrategia que de forma mágica disipe toda tu ansiedad, así que si la primera herramienta que usas no parece ayudarte, practica con otra, y luego con otra.

En cada capítulo propongo muchas actividades y ejercicios sanadores adicionales para ayudarte a sentir que controlas más tu recuperación. Esto te ayudará a aplicar estas nuevas prácticas en tu día a día. Si quieres reducir tu nivel de ansiedad, practica estas herramientas a diario, incluso cuando te parezca que puedes gestionarlo bien. Cuanto más practiques estas habilidades, más mejoría notarás en tu estado general. Te lo prometo.

Recuerda: el camino hacia la sanación mental es mejor hacerlo con un terapeuta que te apoye y con el que te sientas seguro y en sintonía. Si experimentas dificultad para desarrollar tus tareas cotidianas, por favor, busca ayuda profesional.

Primer paso: informarte

¿Qué es la ansiedad?

La ansiedad es una emoción humana normal caracterizada por el miedo, la preocupación o la incertidumbre. La mayoría de nosotros se estresa de forma regular por motivos de dinero, trabajo, estudios, familiares o relaciones sentimentales, pero normalmente luego nos calmamos y nos sentimos mejor. Cuando padeces ansiedad generalizada, los sentimientos de miedo y de preocupación nunca parecen ceder. Tu patrón de pensamiento ansioso es continuo y te sientes constantemente «al límite».

Cuando nos enfrentamos a situaciones estresantes, a veces nuestro cerebro se acelera y puede que sintamos que algo no va bien. Este pico de ansiedad es típico en una situación en la que pensamos que corremos peligro y nuestro cerebro crea automáticamente una respuesta catastrofista. La mayor parte de las veces, estos pensamientos son exagerados y, aunque no podemos predecir el futuro, nuestra mente nos hace creer que sí, y siempre se pone en el peor de los casos.

Cuando se padece ansiedad, estas señales del cerebro generan más miedo y patrones de pensamiento menos racionales. Nuestro cerebro quiere que estos pensamientos y sentimientos difíciles desaparezcan, de modo que estamos más alerta y parece imposible pensar en otra cosa. Nuestro cuerpo reacciona a esto acelerando el pulso y generando dolor de estómago, dolor de cabeza, rigidez muscular, respiración entrecortada y cualquier otro síntoma físico debilitante que se dé en este tipo de momentos.

Para ayudarte a sentir calma y paz, tienes que entrenar a tu mente y a tu cuerpo a estar más centrados en el momento presente. Esta guía te enseñará todas las herramientas, técnicas y estrategias que necesitas para tener una mente menos ansiosa y un estilo de vida más equilibrado.

La conexión entre la mente y el cuerpo

Ataque de pánico frente a ataque de ansiedad

Seguramente has oído usar de forma indistinta los términos «ataque de pánico» y «ataque de ansiedad». Tanto los ataques de pánico como los ataques de ansiedad tienen síntomas, causas y factores de riesgo similares. Así que ¿cuál es exactamente la diferencia entre un ataque de pánico y un ataque de ansiedad? Brevemente, los síntomas pueden ser de naturaleza similar, pero los ataques de pánico suelen ser más intensos y tener síntomas físicos más graves. Los ataques de pánico pueden llegar rápido, a veces sin explicación aparente, y alcanzan su momento álgido a los diez minutos aproximadamente.[1] Un ataque de pánico puede resultar tan intenso y aterrador que algunas personas lo confunden con un ataque al corazón. ¡La verdad es que no puedes morirte de un ataque de pánico! Ya sufras ataques de pánico o de ansiedad, esta guía te ayudará a tener las herramientas para calmarte.

SÍNTOMAS FÍSICOS DE LA ANSIEDAD

¿Lo que diré a continuación te resulta familiar? Te sientes mareado y aturdido a menudo. Te resulta difícil terminarte la comida, no solo porque te sientes lleno, sino porque parece que a tu estómago no le cabe más. Percibes cosas que no parecen reales, y es como si estuvieras flotando por encima de tu cuerpo. Tu corazón se acelera. Tus músculos se tensionan. Estás mareado y comienzas a sudar. Empiezas a temblar. Tratas de realizar respiraciones profundas y mirar a tu alrededor mientras relajas los músculos de tu cuerpo uno a uno, pero aun así no puedes dejar de temblar. Es como si te hubieras tragado un ladrillo y trataras de tomar pequeños sorbos de agua para evitar vomitar, pero resulta difícil de tragar. Y piensas: «¿Me estoy muriendo? ¿Qué me pasa?».

¿Qué pensarías si te dijera que, a pesar de todos estos síntomas físicos reales, existe una gran probabilidad de que estés muy sano? ¿Me creerías? Seguramente no, porque algo en tu mente te dice que no lo estás… y ¡este «algo» se llama ansiedad!

La mayoría de la gente sabe que la ansiedad es un problema mental y lo considera simplemente como un profundo sentimiento de miedo y preocupación. Aunque esto es cierto, la ansiedad también tiene muchos síntomas físicos… y algunos de ellos pueden identificarse incluso cuando no hay temor ni preocupación.

Para algunos de nosotros, resulta más fácil reconocer algunas de las señales típicas de la ansiedad, como la respiración entrecortada, el pulso acelerado y el hecho de pensar demasiado. Pero también es importante conocer el fuerte impacto de la ansiedad en el cuerpo.

Los síntomas físicos asociados a la ansiedad incluyen (entre otros):

- Ritmo cardiaco acelerado.
- Respiración entrecortada.
- Sudoración.
- Temblores.
- Náuseas.
- Hiperventilación.
- Dolor en el pecho.
- Aturdimiento.
- Desmayo.
- Debilidad muscular.
- Sensación de ahogo o rigidez en la garganta.
- Tensión muscular, como apretar la mandíbula.
- Debilidad o cansancio.
- Sofocos.
- Escalofríos.
- Sequedad de boca.
- Dolor de cabeza.
- Síntomas gastrointestinales como náuseas, calambres o diarrea.
- Aumento de la frecuencia de micción.

Por qué el cerebro genera dolor físico

¿Te sientes con ganas para aguantar una clase de ciencia? Estoy bromeando. Lo importante es saber por qué el cuerpo responde de la forma en que lo hace cuando experimentamos ansiedad. Cuando estamos en peligro, los ojos o las orejas (o ambos) mandan información a la zona del cerebro implicada en el proceso emocional, denominada amígdala. La amígdala interpreta imágenes y sonidos, y cuando percibe peligro, instantáneamente manda una señal de peligro al hipotálamo. El hipotálamo es la zona del cerebro que se comunica con el resto del cuerpo a través del sistema nervioso, que básicamente regula la respuesta del cuerpo a la ansiedad. El sistema nervioso autónomo controla funciones corporales involuntarias como la respiración, la presión arterial y el latido cardiaco. El sistema nervioso autónomo está compuesto por el sistema nervioso simpático y el sistema nervioso parasimpático.[2]

El sistema nervioso simpático (lucha o huida)

El sistema nervioso simpático funciona como el pedal del acelerador de un coche y origina una reacción de lucha o huida. Con las respuestas del sistema nervioso simpático, el cuerpo se acelera, luego se tensa y después se pone más en alerta para poder responder ante el peligro. El problema es que en situaciones que no son peligrosas, las personas que padecen ansiedad seguirán teniendo la misma reacción. Esto ocurre porque cuando padeces ansiedad, tu cerebro inunda tu sistema nervioso con adrenalina y cortisol, dos sustancias químicas que te ayudan a reaccionar ante el peligro. A corto plazo, esto incrementa tu pulso y tu ritmo respiratorio para que el cerebro pueda recibir más oxígeno. Un trastorno de ansiedad puede crear una sensación falsa de realidad, lo que significa que tu cerebro percibe como peligrosas situaciones que no lo son, lo que hace que se active el sistema nervioso simpático.

Sistema nervioso parasimpático (descanso y digestión)

Por otro lado, el sistema nervioso parasimpático actúa como un freno. Favorece la respuesta de «descanso y digestión», que calma el cuerpo después de que el peligro haya pasado. Para activar el sistema nervioso parasimpático necesitamos práctica.

La mejor forma de activar el sistema nervioso parasimpático es mediante estrategias que estimulen el nervio vago, que conecta el cerebro con el cuerpo y que es el principal componente del sistema nervioso parasimpático. El nervio vago controla algunas de las funciones más importantes del cuerpo, como la digestión, la frecuencia cardiaca, la respiración, el control del estado de ánimo y la respuesta inmunitaria.[3] Su principal función es decirle al cuerpo cuándo ha llegado el momento de relajarse, pero a veces el nervio vago necesita estimulación para observarse una mejoría a largo plazo en el estado de ánimo, el bienestar y la resiliencia. Al incrementar el tono vagal, es decir, la actividad del nervio vago, puedes ayudar a reducir la inflamación corporal y a regular mejor la respuesta al estrés. Esta guía te ofrece muchos ejercicios distintos que ayudan a incrementar el tono vagal.

Todo el mundo experimenta la ansiedad de forma distinta, y hay muchas personas que se sienten tan fuera de control que no puede dejar de temblar, sienten escalofríos, y tienen dolores musculares o sofocos, debilidad en brazos y piernas, fatiga, indigestión o dolor de cabeza. Estas respuestas físicas pueden asustar bastante cuando se presentan, pero te prometo que no son peligrosas (suponiendo que el médico haya descartado cualquier otra afectación médica). Lo cierto es que los síntomas físicos que aparecen en un estado de ansiedad son muy reales, pero los pensamientos que se esconden tras ellos quizá no lo sean. El segundo paso te ayudará a familiarizarte con los patrones de tu ansiedad. Aprender a evaluar tu nivel de ansiedad a diario se convertirá en una parte esencial de tu proceso de curación.

SEGUNDO PASO: CALCULAR TU NIVEL DE ANSIEDAD

Para familiarizarte con aquello que activa tu ansiedad y sus patrones de actuación, es importante empezar a calcular el nivel de su intensidad a diario. Esto te ayudará a saber cuáles son las situaciones o los sucesos que te generan ansiedad y cuándo exactamente tendrás que usar tus herramientas de sanación. Conocer tu nivel diario de ansiedad y saber cuándo usar las herramientas que hay en esta guía te ayudará a regular tu cuerpo y tu mente en un estado de ansiedad.

Se trata de ser consciente de uno mismo, es decir, de autoconocerse. El autoconocimiento es muy importante para la sanación mental porque puede arrojar luz sobre partes de nuestro mundo interior (pensamientos, sentimientos, sensaciones físicas) que de otro modo podrían permanecer enterradas, quedar apartadas o pasar desapercibidas. El autoconocimiento es una forma de parar y observar los pensamientos y los sentimientos en el momento en el que se dan, lo cual es el primer paso hacia el cambio y el crecimiento. Cuanto más consciente seas de qué situaciones o entornos desencadenan tu ansiedad, ¡más control tendrás sobre su duración!

Usa una escala de valoración

Usa la siguiente escala de valoración a diario. Escribe en un diario lo que experimenta tu cuerpo al pasar del 2, del 3, del 4, del 5, etc. Prueba también identificar los patrones de pensamiento que puedan estar fomentando este miedo o preocupación.

Por ejemplo: Sara se despertó a las 3:30 horas y no pudo volver a dormir. Tenía que levantarse a las 7:00 horas. Sara sabe que está irritable y ansiosa cuando no duerme bien, y también que tiene una presentación importante en el trabajo ese día. Sara se levantó de la cama a las 6:30 horas y valoró su grado de ansiedad en un 4. Sabía que pronto subiría a un 5 o 6 cuando entrara en su coche y se dirigiera al trabajo. Decidió buscar entre sus herramientas y practicar un par de estrategias. Completó una meditación guiada de diez minutos, especialmente diseñada para el estrés laboral, y también practicó la respiración cuadrada. Después de esto, la ansiedad de Sara bajó a un 3 y se sintió lista para afrontar su jornada laboral. Sara también siguió realizando respiraciones profundas y se tomó varios descansos a lo largo del día para respirar aire fresco. Antes de la presentación, practicó el diálogo interno positivo y se dijo a sí misma en el espejo del baño: «Tú puedes, y si cometes un error, no te preocupes. Seguiré queriéndote. Eres una estrella del rock». La ansiedad de Sara nunca superó el 4 el resto del día.

ESCALA DE VALORACIÓN DEL NIVEL DE ANSIEDAD

Valora tu ansiedad del 1 al 10

BAJO

1. **¡Todo está bien!** ¡No podrías estar más en calma! ¡Seguramente estás sonriendo y sintiéndote feliz! (Hoy elige cualquier herramienta de sanación para practicar).

2. **Estás ligeramente preocupado o asustado.** Te distraes con facilidad y te animas con poco esfuerzo. (Hoy usa al menos una herramienta de sanación).

3. **Estás un poco preocupado.** Las cosas te molestan, pero puedes con ello. Puede que notes cansancio o tengas dolor de cabeza. (Usa una o dos herramientas de sanación a lo largo del día).

4. **Hoy es un mal día. Aun así sigues teniendo recursos para afrontarlo.** Puede que necesites estrategias adicionales de autocuidado. (Usa de una a tres herramientas de sanación a lo largo del día).

5. **Estás bastante preocupado y empiezas a notar más dolor físico.** Las tareas fáciles se te hacen difíciles de ejecutar y puede que te cueste usar las herramientas de sanación. (Usa dos o tres herramientas de sanación a lo largo del día).

6. **Tu preocupación está empezando a invadirte.** Los síntomas físicos están presentes, pero los puedes gestionar. No puedes realizar las tareas como sueles hacerlo. Tal vez quieras buscar ayuda. (Usa dos o tres herramientas de sanación a lo largo del día).

7. **Te sientes un poco fuera de control.** Puede que experimentes síntomas físicos más intensos, como pulso acelerado, respiración entrecortada y dolor de estómago. La cosa se pone seria.

8. **Eres incapaz de controlarte.** Empiezas a creer que no sobrevivirás. Los síntomas físicos empeoran.

9. **Ya no te vales por ti mismo y necesitas ayuda urgentemente.** Necesitas una red de apoyo. Puede que estés temblando y sintiéndote desconectado de la realidad.

10. **El peor ataque de pánico que has tenido. Terminas en Urgencias.** No puedes hacerte cargo de ti mismo y las cosas no podrían ir peor.

ALTO

ESCALA DE VALORACIÓN
DEL NIVEL DE ANSIEDAD (GUÍA DE SANACIÓN)

Valora tu ansiedad del 1 al 10

BAJO

1. **¡Todo está bien!** Hoy elige cualquier herramienta de sanación para practicar.

2. **Estás ligeramente preocupado o asustado.** Hoy usa al menos una herramienta de sanación.

3. **Estás un poco preocupado.** Usa una o dos herramientas de sanación.

4. **Hoy es un mal día. Aun así sigues teniendo recursos para afrontarlo.** Usa dos o tres herramientas de sanación.

5. **Estás bastante preocupado y empiezas a notar más dolor físico.** Usa dos o tres herramientas de sanación dos veces al día.

6. **Tu preocupación está empezando a invadirte.** Usa al menos tres herramientas de sanación dos veces al día.

7. **Te sientes un poco fuera de control.** Pide ayuda.

8. **Eres incapaz de controlarte.** Pide ayuda.

9. **Ya no te vales por ti mismo y necesitas ayuda urgentemente.** Busca ayuda profesional.

10. **El peor ataque de pánico que has tenido. Terminas en Urgencias.** Busca ayuda profesional y tal vez psiquiátrica.

ALTO

TERCER PASO: CONCIENCIA EMOCIONAL

Con suerte, al hacernos mayores, somos más conscientes de nuestros sentimientos y del motivo por el que estos nos afectan de un modo determinado. A esto se le denomina conciencia o inteligencia emocional. Ser consciente de las emociones nos ayuda a relacionarnos con los demás, a regular nuestra respuesta ante la adversidad y a tomar decisiones firmes. Incluso las emociones que consideramos «negativas» (por ejemplo, el miedo, el enfado o la tristeza) nos pueden dar información de nosotros mismos y de los demás. La conciencia emocional les resulta más fácil a unas personas que a otras por varias razones, como un trauma, la inmadurez emocional de los padres o cuidadores, o bien la falta de educación sobre la regulación emocional, entre otras. Lo bueno es que es una habilidad que todo el mundo puede aprender y practicar.

A continuación figuran algunas formas de practicar y estar más conectado con tus emociones internas:

1. **Pon nombre a tus emociones.** Primero nota las distintas emociones que sientes, y luego ponles un nombre. Trata de formular frases en primera persona del singular, como «yo siento [la palabra del sentimiento]». Por ejemplo, «estoy triste», «estoy decepcionado», «estoy preocupado», etc.

2. **Familiarízate con tus emociones.** Revisa la lista de palabras para los sentimientos que confeccionaste y trata de ampliar tu vocabulario emocional.

3. **Anota tus sentimientos en un diario.** Todos los días dedica unos minutos a escribir cómo te sientes y por qué. Escribir un diario de tus experiencias y sentimientos forja la conciencia emocional.

4. **Identifica con qué frecuencia sientes una emoción determinada.** Haz una nota mental (o anota en tu diario de sentimientos) cuando aparezca una emoción determinada. Valora

¿CÓMO TE SIENTES?

Contento Avergonzado Asustado Nervioso Ridículo Sorprendido

Tranquilo Molesto Genial Triste Cansado Entusiasmado

 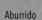

Aburrido Enfermo Frustrado Enojado Divertido Orgulloso

la intensidad de la emoción. ¿Cuál es tu grado de enfado, del 1 (apenas estás enfadado) al 10 (estás más enfadado que nunca)? Identifica dónde estás, con quién estás y qué estás haciendo cuando experimentas esta emoción. Esto también te ayudará a forjar tu conciencia emocional.

CUARTO PASO: IDENTIFICAR TUS PATRONES DE PENSAMIENTO

Este paso es uno de los más importantes en el proceso de reprogramación de un cerebro con ansiedad. Aprenderás todo lo que tienes que saber sobre los patrones de pensamiento irracional y podrás identificar un cerebro que se rige por el miedo. Este tipo de cerebro genera ansiedad porque distorsiona la realidad y fomenta el mantenimiento de miedos irracionales.

¿Qué es la terapia cognitivo-conductual?

Aaron Beck, un psicólogo especializado en terapia cognitivo-conductual (TCC), tenía la teoría de que nuestras emociones se generan a raíz de lo que pensamos. La TCC es un tipo de tratamiento estructurado y orientado a la acción que ayuda a las personas con trastornos de ansiedad a identificar sus creencias esenciales y cómo estas contribuyen a generar patrones de pensamiento irracionales.[4] Según muchas fuentes del campo de la psicología, la TCC adopta una perspectiva proactiva para cambiar realmente las formas de pensar trastrocadas y poner en tela de juicio las creencias limitantes.[5]

En este tipo de tratamiento se reprograma cómo este tipo de pensamientos responden automáticamente ante una situación que se percibe como peligrosa, para así modificar nuestra respuesta emocional y nuestra conducta. Al incorporar estrategias de *mindfulness* a esta práctica, también podemos ayudar a activar el sistema nervioso parasimpático y estimular el nervio vago, para que la mente y el cuerpo se calmen. A muchas personas que luchan por su salud mental, la TCC les ha ayudado a lidiar con miedos irracionales, a aliviar su ansiedad crónica y a mejorar su calidad de vida.

Distorsiones cognitivas

Existen muchos patrones de pensamiento irracional, denominados «distorsiones cognitivas». Estos patrones de pensamiento están presentes en cualquier situación que provoque ansiedad.[6] Observa la lista que hay a continuación y localiza las distorsiones cognitivas con las que más te identificas. Puede que sea con una, con varias o con todas. Después de la descripción de cada distorsión, hay una cita que ejemplifica el patrón de pensamiento que tiene lugar durante esa distorsión de la realidad.

Después de identificar a qué distorsión o distorsiones cognitivas te sueles enfrentar, escribe un ejemplo de un pensamiento tuyo que concuerde con esa distorsión.

- **Visión catastrófica:** imaginar y creer que ocurrirá lo peor. «Nunca lo lograré». «Estuve mal en la entrevista y nunca conseguiré otro trabajo».
- **Sobregeneralización:** sacar una conclusión basándose en un solo suceso o en un par de experiencias. «No hice una buena entrevista, así que no haré bien ninguna entrevista». «Nadie me ha sacado a bailar, así que nadie lo hará jamás».
- **Personalización:** atribuirse de forma desproporcionada la responsabilidad de sucesos negativos. No se es capaz de ver que ciertos sucesos también fueron causados por otras personas. «Mi madre siempre está triste. Ella estaría bien si yo la ayudara más».
- **Inferencia arbitraria:** interpretar el significado de una situación con pocas pruebas (o ninguna).

LA OBSERVACIÓN MARIPOSA

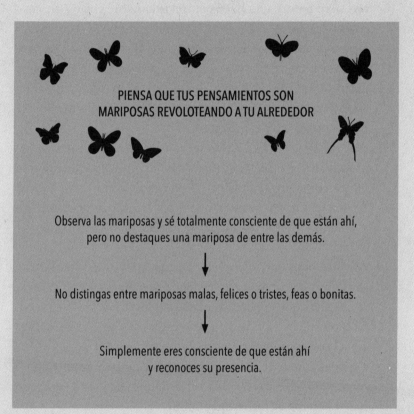

PIENSA QUE TUS PENSAMIENTOS SON
MARIPOSAS REVOLOTEANDO A TU ALREDEDOR

Observa las mariposas y sé totalmente consciente de que están ahí,
pero no destaques una mariposa de entre las demás.

↓

No distingas entre mariposas malas, felices o tristes, feas o bonitas.

↓

Simplemente eres consciente de que están ahí
y reconoces su presencia.

- **Adivinación del pensamiento:** creer que sabes lo que los demás piensan sin suficientes pruebas. «No saldría conmigo. Seguramente cree que soy feo».
- **Adivinación del futuro:** pensar que algo va a salir mal cuando no hay pruebas de ello. «El avión en el que viajaré se estrellará». «No tendré una buena entrevista». «Me voy a enfermar en esa fiesta».
- **Razonamiento emocional:** asumir que las emociones reflejan cómo son las cosas realmente y dejar que tus sentimientos guíen tu interpretación de la realidad. «Me siento culpable, así que debo de haber hecho algo malo». «Tengo miedo, así que debo de estar en peligro».
- **Abstracción selectiva o filtraje:** fijarse solo en los aspectos negativos de una situación e ignorar los positivos. Puede que recibas muchos cumplidos en una evaluación, pero solo te centras en un solo comentario negativo. «A mucha gente le ha gustado mi presentación, pero me trabé al principio, así que lo hice mal».
- **Afirmaciones con «debería», «tengo que»:** creer que las cosas deben ser de una determinada manera. Te centras en la forma en la que «deben» ser las cosas en vez de ver cómo son. «Tengo que hacerlo bien. Si no, fracasaré». «Debo ir a la fiesta; si no, mis amigos se enfadarán conmigo».
- **Pensamiento polarizado:** pensar en términos absolutos como «siempre», «nunca» o «cada vez». «Nunca hago nada del todo bien». «Siempre lo estropeo todo».
- **«Y si»:** te preguntas constantemente qué hubiera pasado si algo hubiera ocurrido, y no te satisface ninguna de las respuestas. «¿Y si me da un ataque de ansiedad?». «¿Y si no puedo calmar mi respiración?».

☐ Visión catastrófica _____

_____

☐ Sobregeneralización _____

☐ Personalización _____

☐ Inferencia arbitraria _____

☐ Adivinación del pensamiento _____

☐ Adivinación del futuro _____

☐ Razonamiento emocional _____

☐ Abstracción selectiva o filtraje _____

☐ Afirmaciones con «debería», «tengo que» _____

☐ Pensamiento polarizado _____

☐ «Y si» _____

CONECTAR LA EMOCIÓN CON EL PENSAMIENTO

Completa la siguiente frase:

Siento _____ [palabra del sentimiento] porque pienso
que _____.

RECONSTRUCCIÓN COGNITIVA

Ejercicio TCC para registrar los pensamientos

Completa a diario el registro de pensamientos de la página 34 y sé
más consciente de los patrones de pensamiento distorsionado.

¿QUÉ ES LA TCC?

¿Qué es la terapia cognitivo-conductual (TCC)?

La idea central de la terapia cognitivo-conductual:

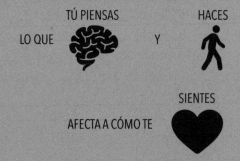

LO QUE TÚ PIENSAS Y HACES

AFECTA A CÓMO TE SIENTES

La TCC se centra en el momento presente. Esto significa que trabaja con pensamientos y sentimientos del aquí y ahora. Un terapeuta cognitivo-conductual tratará de entender una situación observando distintos elementos:

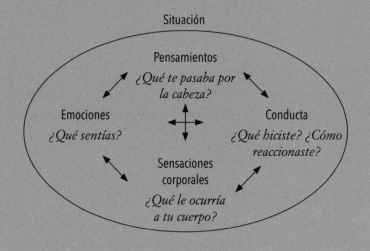

Situación

Pensamientos
¿Qué te pasaba por la cabeza?

Emociones
¿Qué sentías?

Conducta
¿Qué hiciste? ¿Cómo reaccionaste?

Sensaciones corporales
¿Qué le ocurría a tu cuerpo?

¿QUÉ ES LA TCC?

A veces, inconscientemente, la gente se enreda en círculos viciosos: lo que hacen para solucionar un problema puede perpetuar sin querer ese problema.

«No sirvo para nada».

«No le gusto a nadie».

Me suceden menos cosas buenas

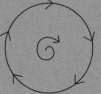

Triste, desmotivado

Me encierro en mí mismo

Me aparto del resto de la gente

Cansado, apático

La TCC trata de encontrar lo que hace que nos enredemos y realizar cambios en nuestros pensamientos y acciones para mejorar cómo nos sentimos. Es un tipo de terapia colaborativa y necesita la participación activa del paciente para que resulte efectiva. Hay muchas evidencias que demuestran que es una terapia efectiva.

GUÍA PARA SANAR LA ANSIEDAD

REGISTRO DE PENSAMIENTOS

Fecha y hora

Nivel de ansiedad (1-10)

Situación
Con quién, qué, dónde, cuándo

Emociones
¿Qué sentías?

Pensamiento(s) automático(s)
¿Qué te pasaba por la cabeza justo antes de empezar a sentir ansiedad?
(Rodea con un círculo el pensamiento más intrusivo).

Distorsión cognitiva
¿En qué distorsión cognitiva se basa tu pensamiento irracional?

Pruebas frente a pensamientos
Evidencias que NO confirman los pensamientos automáticos

Pensamiento alternativo
Escribe un pensamiento alternativo o más equilibrado

Nuevo nivel de ansiedad (1-10)

Quinto paso: identificar tus desencadenantes

Tipos de desencadenantes de la ansiedad

Identificar los desencadenantes que activan episodios de ansiedad es una parte fundamental en el proceso de sanación. Cuando sabemos qué personas, sucesos o situaciones nos generan una intensa sensación de miedo en nuestra mente, podemos identificar el origen de nuestra ansiedad. Hay varias cosas que pueden desencadenar nuestra ansiedad, como las siguientes:

- Grandes multitudes.
- Maltrato.
- Trabajo.
- Miedo al fracaso.
- Bajo rendimiento.
- Errores.
- Vida doméstica.
- El futuro.
- Espacios pequeños.
- Miedo a morir.
- Animales.
- Accidentes.
- Traumas.
- Sueño.
- Probar cosas nuevas.
- Conocer a gente nueva.
- Conflictos.
- Problemas de dinero.
- Asuntos familiares.
- Olvidos.
- Miedo a estar solo.
- Miedo a no ser aceptado.

- Montañas rusas.
- Las alturas.
- Mantener una conversación.
- Enfermedad.

A pesar de que esta ya es una lista bastante larga, puedes completarla observando en tu interior cómo te relacionas con estos miedos. Esto te ayudará a familiarizarte con tus desencadenantes y con el tipo de pensamientos intrusivos que están conectados con ellos.

SEXTO PASO: CREAR TUS PROPIAS HERRAMIENTAS DE SANACIÓN

Ahora que sabemos más cosas acerca de tus patrones de pensamiento, desencadenantes y emociones, vamos a descubrir qué herramientas son más adecuadas para ti. ¡Vamos a crear tu propio kit de herramientas para la ansiedad! El capítulo nueve está dedicado a este proceso paso a paso, y ofrece instrucciones sobre cómo crear un plan de recuperación específico para tu sanación. Además, también comparto mi propio kit de herramientas sanadoras y un ejemplo de cómo categorizar cada práctica de sanación. No miento si digo que he probado todas y cada una de las herramientas que aparecen en este libro.

Tu kit debería ser una combinación de estrategias para inducir la relajación, habilidades de activación conductual y una red de apoyo. Entre ellas figuran técnicas de respiración abdominal profunda, estrategias de conexión, ejercicios de visualización, objetos para relajarte, libros, aplicaciones, ideas para distraerte, ejercicios con movimientos, ayuda terapéutica y mucho más.

SÉPTIMO PASO: EL PLAN DE TRATAMIENTO DE LA ANSIEDAD

1. **Obsérvate.** Hazlo siempre antes y después de realizar un ejercicio. Valora tu nivel de ansiedad del 1 (un estado muy calmado) al 10 (el peor ataque de pánico que hayas tenido). ¿Qué nivel de malestar tienes al empezar? ¿Cuánto disminuyó después de realizar el ejercicio? Esto puede ayudarte a decidir qué técnicas te funcionan mejor.

2. **Practica estas estrategias ante el primer signo de ansiedad.** No esperes a empezar cuando ya estés en un nivel de ansiedad 6, 7 u 8 porque te resultará un 100% más duro calmarte. Recuerda que si una técnica no funciona al principio, trata de mantenerla un tiempo más antes de probar con otra.

3. **Usa esta guía de sanación incluso cuando estés en calma.** Usar esta guía te puede ayudar aunque no experimentes malestar. Si te acostumbras a realizar un ejercicio antes de que necesites usarlo, te costará menos cuando quieras emplearlo para superar un momento difícil. También puede ayudarte a crear hábitos saludables de *mindfulness* y relajación.

4. **Usa esta guía acompañada de una terapia.** Esta guía no tiene por objetivo curar la ansiedad o tratar trastornos de ansiedad específicos. Su finalidad es ayudarte a sentir que controlas más tu mente y tu cuerpo cuando te sientes desarmado. Para sacar el mayor partido a tu sanación, lo recomendable es acudir a un profesional de la salud mental mientras usas esta guía.

5. **Comprueba tu red de apoyo.** Esta es una parte fundamental en tu proceso de sanación. Puede ser difícil aprender a poner límites con quienes desencadenan tu ansiedad, pero es de vital importancia hacerlo. Comprueba con quién te sientes más seguro. A medida que estés más conectado a nivel emocional, habla abierta y honestamente con estas personas sobre tus sentimientos.

Me llevó mucho ensayo y error determinar qué herramientas me funcionaban mejor, y sigo aprendiendo en este sentido. No hay una solución mágica para todo el mundo cuando se trata de curar la ansiedad, así que lo mejor será empezar practicando todas las técnicas de esta guía y luego estrechar la cerca con lo que veas que más te sirve.

Además de valorar tu nivel de ansiedad antes y después de realizar todos los ejercicios, evalúa las herramientas que practicas anotando las que disminuyen considerablemente tu nivel de ansiedad. Recuerda que lo que te puede funcionar a ti tal vez no le funcione a otra persona… así que sé paciente contigo mismo y ¡date un enorme abrazo solo por el hecho de empezar este proceso de sanación! ¡Tú puedes y estoy muy orgullosa de ti! ¡Feliz sanación!

PRIMERA PARTE

Ejercicios corporales

Respirar es la solución

Si estás leyendo esto, es probable que hayas experimentado un ataque de pánico en algún momento de tu vida. O si no lo has hecho, seguramente habrás vivido un ataque de ansiedad. La diferencia entre ambos no es muy conocida, pero existe. Un ataque de pánico suele llegar de repente y conlleva un miedo intenso y abrumador. Suele ir acompañado de varios síntomas físicos, como pulso acelerado, mareos, respiración entrecortada y náuseas. Por otro lado, un ataque de ansiedad a menudo se debe a la anticipación de una situación, experiencia o suceso estresante, suele ser menos intenso y llega de forma gradual.

Debido a que los ataques de ansiedad no están reconocidos como un diagnóstico en el DSM-5 (el DSM es básicamente la guía esencial que permite a los psicoterapeutas diagnosticar a sus pacientes), las señales y los síntomas de quienes los experimentan pueden diferir mucho. Dos personas pueden tener un ataque de ansiedad, pero tener síntomas físicos, conductuales y emocionales totalmente distintos. Una cosa es cierta: al margen de que tengas un ataque de pánico o un ataque de ansiedad, el cuerpo siempre responde de forma física. Algunos de estos síntomas físicos incluyen dolor de estómago, pulso acelerado, mareos, palpitaciones, rigidez muscular, rigidez en la garganta, aturdimiento, y el que siempre nos asusta más: ¡la respiración entrecortada! De modo que en este tipo de situaciones es importante recordar que ¡la mente y el cuerpo están conectados! A pesar de lo que puedas pensar en ese momento, los síntomas físicos que experimentamos cuando nos encontramos en un estado de ansiedad intensa no son peligrosos, y nunca morirás por un ataque de pánico.

LA CIENCIA DE LA RESPIRACIÓN

Hay dos partes en el sistema nervioso: el sistema nervioso simpático (lucha o huida) y el sistema nervioso parasimpático (descanso y digestión). Cuando sufres un ataque de pánico o de ansiedad, se activa el sistema nervioso simpático y experimentas una gran cantidad de síntomas físicos, como aceleración del ritmo cardiaco, palpitaciones y falta de aire.[7] A veces este tipo de respuesta se da tan rápido que ¡la gente a menudo no se da ni cuenta de lo que está sucediendo! Como vimos en la introducción, estimular el nervio vago puede ayudar a activar el sistema nervioso parasimpático. Y para estimular el nervio vago es importante que tus respiraciones sean largas y profundas. Por ello es tan importante tener el hábito de realizar a diario ejercicios de respiración para tratar los problemas de ansiedad.

Cuando te enfrentas a una situación peligrosa, tu cerebro inunda tu sistema nervioso con sustancias químicas como la adrenalina y el cortisol, que están diseñadas para ayudarte a responder ante el peligro. Cuando estas sustancias químicas son liberadas, se aceleran tu pulso y tu respiración. El único problema es que cuando tienes un episodio de ansiedad alta, no hay ninguna situación peligrosa. La percibes como tal… y por ello generas este miedo intenso y activas el sistema nervioso simpático (lucha o huida). Para calmarte y recuperar el equilibrio, necesitas practicar estrategias que activen el sistema nervioso parasimpático (descanso y digestión), sobre todo respirar de forma profunda y lenta. Cuando realizas respiraciones profundas, el oxígeno que inspiras estimula el sistema nervioso parasimpático del cuerpo.

Esto, a su vez, produce un efecto calmante y el cuerpo se desconecta de los pensamientos estresantes y desacelera la mente. Cuando se activa el sistema nervioso parasimpático, tu metabolismo se desacelera, baja la frecuencia cardiaca, tus músculos se relajan, tu respiración se vuelve más lenta e incluso tu presión arterial baja.

Se ha comprobado que las técnicas de respiración de este capítulo ayudan a calmar el sistema nervioso, contrarrestan el estrés y reducen las emociones negativas.[8] La práctica de, al menos, una o dos de estas técnicas de respiración al día (aun cuando no haya ansiedad) hace que tu respiración desde el diafragma se vuelva más lenta y profunda.

RESPIRACIÓN EN RECTÁNGULO

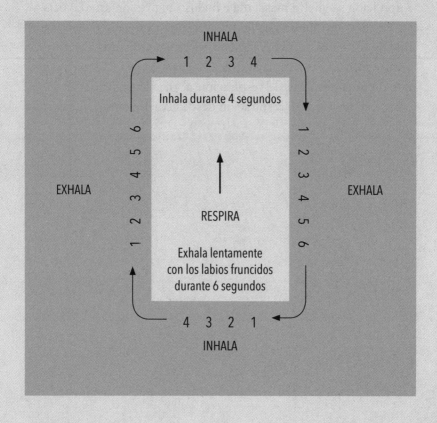

Respiración en rectángulo

CÓMO PRACTICAR LA RESPIRACIÓN EN RECTÁNGULO

Práctica recomendada: en cualquier momento en que empieces a experimentar ansiedad. La respiración en rectángulo es una técnica que ayuda a bajar el ritmo cardiaco. Ayuda a desviar el foco de atención de la mente para dejar a un lado pensamientos irracionales que generan ansiedad. Aunque no sea una solución a largo plazo para terminar con los pensamientos ansiosos, esta técnica de respiración, como mínimo, ayuda con la falta de aire.

1. Inhala por la nariz contando hasta cuatro.
2. Exhala por la boca contando hasta seis.
3. Inhala por la nariz contando hasta cuatro.
4. Exhala por la boca contando hasta seis.

Respiración del león

CÓMO PRACTICAR LA RESPIRACIÓN DEL LEÓN

Práctica recomendada: practica la respiración del león dos o tres veces al día para aliviar el estrés, eliminar toxinas y estimular la garganta y la parte superior del pecho. La respiración del león se hace exhalando con fuerza por la boca, como si rugieras como un león.

- Siéntate de forma cómoda con las manos en las rodillas y con los tobillos cruzados.
- Estira los brazos y los dedos.
- Inhala profundamente por la nariz.
- Durante la exhalación... abre la boca tanto como puedas, saca la lengua al máximo hacia la barbilla y suelta el aire emitiendo un sonido de *JA*.

- Pon tu atención en el centro de tu frente o en la punta de tu nariz mientras hagas la exhalación.
- Relaja la cara mientras tomas aire de nuevo.
- Repite esta práctica hasta seis veces, cambiando el cruce de los tobillos cuando estés a la mitad de la práctica.

Palabras clave en internet: respiración del león para la ansiedad.

ACTIVIDAD EXTRA DE SANACIÓN
Practica la respiración del león al menos tres veces al día. Planifica los momentos para realizar esta práctica a diario y ponte un aviso en el celular.

Respiración diafragmática (abdominal)

La respiración diafragmática o abdominal es una de mis herramientas favoritas para trabajar la respiración. Este tipo específico de ejercicio de respiración te puede servir para relajarte y hacer que tu sistema respiratorio funcione correctamente. Cuando aparece la ansiedad, nuestra respiración se vuelve superficial e irregular. Practicar la respiración diafragmática permite que la mente y el cuerpo se relajen. Cuando respiramos profundamente desde el abdomen, el oxígeno que tomamos estimula el sistema nervioso parasimpático y activa la parte de «descanso y digestión» de nuestro cerebro. Esto genera una sensación de calma en cuerpo y mente, lo que nos desconecta de los pensamientos estresantes y ansiosos. Según el Instituto Estadounidense del Estrés, practicar la respiración diafragmática o abdominal durante veinte o treinta minutos al día puede ayudar a reducir la ansiedad.[9]

CÓMO PRACTICAR LA RESPIRACIÓN DIAFRAGMÁTICA (ABDOMINAL)
Práctica recomendada: de veinte a treinta minutos al día.
Este es el procedimiento básico para la respiración diafragmática:

1. Siéntate en una postura cómoda o estírate en el suelo, la cama u otra superficie plana confortable.
2. Coloca una mano en el pecho y la otra en el estómago. Esto te ayudará a sentir cómo se mueve tu abdomen al respirar. Relaja los hombros.
3. Respira lentamente por la nariz durante tres segundos, aproximadamente, de forma que tu estómago eleve tu mano (tu mano en el pecho debe permanecer lo más quieta posible).
4. Deberías sentir cómo el aire circula por tus fosas nasales y desciende hacia el estómago, haciendo que este se expanda. Mientras realices este tipo de respiración, asegúrate de que tu estómago se infle y tu pecho se quede quieto.
5. Abre tu boca, presiona ligeramente tu estómago y exhala lentamente durante tres segundos.

Realiza al menos tres rondas.

Beneficios de la respiración abdominal

- Te ayuda a relajarte, al rebajar los efectos nocivos del cortisol en tu cuerpo.
- Te baja el ritmo cardiaco y la presión arterial.
- Te ayuda a enfrentarte a los síntomas de la ansiedad.
- Mejora la estabilidad muscular del tronco.
- Mejora la habilidad de tu cuerpo para tolerar el ejercicio intenso.
- Fortalece los músculos y evita que se dañen.
- Baja tu ritmo respiratorio, lo que ahorra energía.

ACTIVIDAD PARA SEGUIR TRABAJANDO
Ponte un recordatorio en el celular para practicar la respiración abdominal al menos tres o cuatro veces al día. Incrementa gradual-

mente la duración del ejercicio, y si quieres también la dificultad colocándote un libro sobre el estómago.

Respiración zen

Este ejercicio identificará tu respiración superficial y enseñará a tu cuerpo a respirar profundamente usando tu diafragma.

CÓMO PRACTICAR LA RESPIRACIÓN ZEN

Práctica recomendada: una o dos veces al día. Empieza este ejercicio trayendo a la mente una palabra que te proporcione paz y alegría. Coloca una mano en el estómago y la otra sobre el corazón. Realiza una respiración profunda por la nariz y exhala por la boca.

- Concéntrate en la respiración mientras el abdomen sube y baja.
- Cuando inhales, repítete la palabra en tu mente.
- Cuando exhales, repítete la palabra en tu mente.
- Cuando realices una nueva inhalación, deletrea lentamente la palabra en tu mente.
- Exhala y observa cómo se hunde tu estómago mientras deletreas la palabra en tu mente.
- Realiza este ejercicio diez veces.

ACTIVIDAD EXTRA DE SANACIÓN

Las palabras que me proporcionan paz y alegría son _____.

Respiración de la estrella

Usa la estrella de la página siguiente para ralentizar tu respiración.

RESPIRACIÓN DE LA ESTRELLA

Dibuja la forma de la estrella con tu dedo y ve siguiendo el patrón de respiración lentamente.

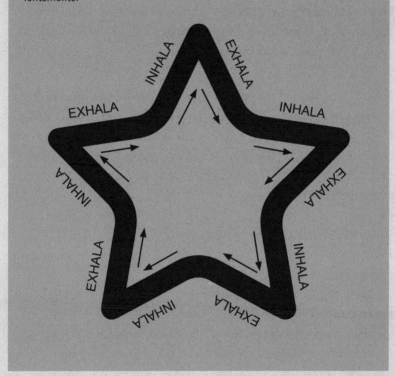

Respiración del fuelle: una inyección de energía

La respiración del fuelle o *bhastrika* es una técnica de respiración de yoga cuyo objetivo es aumentar la energía vital y la agudeza mental. Esta práctica consiste en realizar series de inhalaciones y exhalaciones activas. Según Yoga International:

La respiración del fuelle usa la activación de los músculos abdominales y del diafragma para que entre y salga aire de los pulmones, generando calor en el cuerpo y activando la sangre de los órganos digestivos, tonificando el hígado, el bazo, el estómago y el páncreas, e incrementando la capacidad digestiva.[10]

Si la respiración del fuelle se realiza correctamente, ¡puede que te sientas tan energético como después de haber realizado ejercicio físico! Deberías notar el esfuerzo en la nuca, el diafragma, el pecho y el abdomen. Así que en vez de tomarte ese café, ¡prueba este ejercicio de respiración la próxima vez que necesites una recarga de energía!

Cómo practicar la respiración del fuelle

Práctica recomendada: dos o tres veces al día, siempre con el estómago vacío.

Advertencia: no practiques la respiración *bhastrika* si estás embarazada o si tienes una úlcera, una hernia de hiato, estreñimiento crónico, enfermedad coronaria, presión arterial alta, hipertensión sin controlar, epilepsia, convulsiones o trastorno de pánico. Evita practicar la respiración del fuelle con el estómago lleno; espera al menos dos horas después de haber comido.

Siéntate en posición erguida y relaja los hombros. Realiza unas cuantas respiraciones por la nariz y nota cómo tu estómago se expande totalmente al inspirar. Luego, con la boca cerrada pero relajada, inhala y exhala rápidamente y con fuerza solo por la nariz, a un ritmo de un segundo por ciclo. Es un ejercicio ruidoso, pero ¡esto es parte de la razón por la que resulta tan sanador! Tus inhalaciones y exhalaciones deben tener la misma duración y ser tan cortas como sea posible. Asegúrate de que la respiración viene de tu diafragma y mantén cabeza, cuello, hombros y pecho tan quietos como puedas, mientras tu abdomen se infla y desinfla.

1. Ronda 1: para tu primer ciclo, realiza una ronda de diez respiraciones *bhastrika*.
2. Descanso: realiza una pausa y respira con normalidad entre quince y treinta segundos.
3. Ronda 2: empieza la siguiente ronda con veinte respiraciones *bhastrika*.
4. Descanso: realiza una pausa y respira con normalidad durante otros treinta segundos.
5. Ronda 3: completa esta última ronda con treinta respiraciones *bhastrika*.
6. Descanso: realiza un descanso y respira de forma natural durante tres rondas, observando las sensaciones en tu mente y tu cuerpo.

Nota: asegúrate de escuchar a tu cuerpo durante esta práctica. Si sientes aturdimiento, detente unos minutos y respira de forma natural. Cuando pase el malestar, prueba otra ronda de respiraciones *bhastrika*, pero de forma más lenta y menos intensa.

Palabras clave para buscar en internet: respiración del fuelle para la ansiedad, práctica de la respiración del fuelle.

ACTIVIDAD EXTRA DE SANACIÓN
Usa la respiración del fuelle:

• Antes de realizar ejercicio físico.
• Por la mañana.

- Antes de salir a correr.
- Antes de una clase de yoga.

Técnica de respiración 4-7-8: una gran forma de conciliar el sueño

La técnica de respiración 4-7-8 es un método respiratorio desarrollado por el doctor Andrew Weil, que describe esta técnica yóguica como «un tranquilizante natural para el sistema nervioso».[11] La secuencia de 4-7-8 respiraciones profundas y rítmicas es muy relajante y puede ayudar a conciliar el sueño. Puede que al principio esta técnica de respiración te parezca un ejercicio sutil, pero con la repetición y la práctica puede ayudarte a tener más control sobre tu respiración. Lo mejor de este ejercicio es que no requiere ningún tipo de equipamiento, requiere poco tiempo y ¡se puede realizar en cualquier lugar!

CÓMO PRACTICAR LA RESPIRACIÓN 4-7-8
Práctica recomendada: al menos dos veces al día, una de ellas al acostarte.

Advertencia: no practicar esta respiración mientras se esté manejando un vehículo.

Si al principio de realizar esta práctica te sientes un poco aturdido, no te preocupes... ¡pasará! No hagas más de cuatro respiraciones de una vez durante el primer mes. A pesar de que puedes realizar este ejercicio en cualquier posición, lo mejor es sentarte con la espalda recta.

1. Empieza colocando la punta de la lengua justo detrás de los dientes de arriba y mantenla ahí durante todo el ejercicio.
2. Cierra la boca e inhala despacio a través de la nariz contando hasta 4.
3. Aguanta la respiración contando hasta 7.
4. Exhala todo el aire por la boca con un sonido silbante contando hasta 8.

Ahora inhala de nuevo y repite el ciclo tres veces más, durante un total de cuatro respiraciones.

Nota: Para algunos es difícil aguantar la respiración siete segundos y pueden sentirse aturdidos. Este ejercicio se puede realizar con tiempos más cortos con la misma proporción. Por ejemplo, podrías usar un patrón de 3-5-6 y obtener el mismo resultado.

Respiración nasal alterna

La respiración nasal alterna es otra técnica que se usa para activar el sistema nervioso parasimpático (y así calmar la mente y el cuerpo) y reducir la presión arterial. La respiración nasal alterna puede mejorar la fuerza respiratoria, recuperar el equilibrio entre los hemisferios izquierdo y derecho del cerebro, rejuvenecer el sistema nervioso y eliminar toxinas.[12]

CÓMO PRACTICAR LA RESPIRACIÓN NASAL ALTERNA

Práctica recomendada: durante las horas diurnas, cuando necesites concentrarte o relajarte (especialmente antes o después de una clase de yoga). La respiración nasal alterna se realiza mejor con el estómago vacío. No practiques la respiración nasal alterna si estás enfermo o congestionado.

1. Coloca suavemente el pulgar en la fosa nasal derecha (deja la izquierda abierta).
2. Inhala lenta y profundamente a través de tu fosa nasal izquierda.
3. Usa tu dedo anular para cerrar tu fosa nasal izquierda (dejando abierta la derecha) y exhala a través de tu fosa nasal derecha.
4. Inhala por la fosa nasal derecha.
5. Cierra la fosa nasal derecha (dejando abierta la izquierda) y exhala por la fosa nasal izquierda.

RESPIRACIÓN NASAL ALTERNA

1

Tapa tu fosa nasal derecha.
Inhala por la fosa nasal
izquierda. Cuenta hasta 4

6

Destapa la fosa nasal izquierda.
Exhala. Cuenta hasta 6

2

Tapa ambas fosas nasales.
Cuenta hasta 3

Calma tu mente en
2 minutos

**RESPIRACIÓN
NASAL ALTERNA**

Repite 6-8 veces

5

Tapa la fosa nasal izquierda
con el dedo anular. Inhala
por la fosa nasal derecha.
Cuenta hasta 4

3

Destapa la fosa nasal
izquierda. Exhala.
Cuenta hasta 6

4

Tapa ambas fosas nasales.
Cuenta hasta 3

Realiza dos respiraciones normales y repite durante cinco minutos.

Ejercicio de respiración usando tu imaginación

El objetivo de este ejercicio de respiración es usar tu imaginación y visualizar estos dos objetos cuando sientas ansiedad. Cierra los ojos e imagina tu flor favorita. ¿Cómo es? ¿De qué color es? ¿Qué forma tiene? Concéntrate en la flor y realiza una respiración larga y lenta a través de la nariz, oliendo la flor. Cuando exhales, imagínate soplando los pétalos de la flor, como si quisieras crear lentamente una lluvia de pétalos de flor.

ACTIVIDAD EXTRA DE SANACIÓN

Busca un flor real y describe su forma, olor y textura:

_____

_____

_____

Dibuja tu flor favorita:

Soplar velas

Visualiza un pastel de cumpleaños con cinco velas encendidas. Prepárate para soplar las velas y toma aire profundamente por la nariz contando hasta cinco. Cuando estés listo, sopla las velas con los labios fruncidos contando hasta cinco.

Describe tu cumpleaños favorito:

_____

_____

_____

Aplicaciones con ejercicios de respiración

- Apple Watch Breath
- Breath Ball
- Breathe+Simple Breath Trainer
- Breathe2relax
- Breathe to Relax Pranayama App
- Breathly
- Breathwrk
- Breethe
- Calm
- DARE
- FearTools
- Headspace
- HitomiNow
- iBreathe
- Insight Timer
- Kardia
- Liberate
- Mindshift CBT
- MyStrength
- Power of Calm
- Rootd
- Sanvello
- Simple Habit
- Simply Being
- Smiling Mind
- Steady
- Stop, Breathe & Think
- Wim Hof Method

Para recobrar el aliento

1. Junta las manos como si estuvieras rezando, colócalas sobre tu boca y tu nariz y ábrelas un poco por el otro lado. Este flujo de aire reducido se parece a respirar en una bolsa.
2. Realiza una apertura pequeña juntando los extremos de los labios.
3. Trata de respirar con tu diafragma/estómago. Puede que te ayude recostarte de espaldas en un lugar plano. Ponte en una superficie firme si te sigue costando.

Palabras clave para buscar en internet

Escribe estas frases en internet (u otro buscador) y encontrarás miles de videos, artículos y ejercicios que te pueden ser de utilidad cuando sientas ansiedad... ¡estés donde estés!

- Técnicas de respiración para la ansiedad.
- Calmar el sistema nervioso a través de la respiración.
- Ejercicios de respiración para la ansiedad.
- Activar el sistema nervioso parasimpático.
- Técnicas de respiración para el estrés y la ansiedad.
- ¿Cómo ayuda la respiración con la ansiedad?
- Ejercicios de respiración sencillos para calmarse.
- Cómo reducir la ansiedad con la respiración.
- Cómo reducir la falta de aliento cuando sentimos ansiedad.

Ejercicios extra de sanación

Estos ejercicios te funcionarán mejor si llevas un registro diario y semanal de las técnicas que practicaste. Practica tanto como puedas para que la sanación sea lo más completa posible. Estos ejercicios no solo te ayudarán a disminuir el estrés y la ansiedad con el tiempo, sino que también te acercarán a un estilo de vida más equilibrado.

Mis tres ejercicios de respiración favoritos son:

1. _____
2. _____
3. _____

HORARIO PARA LOS EJERCICIOS DE RESPIRACIÓN DIARIOS
Completa todas las mañanas.

Practicaré la técnica de respiración _____
al menos _____ veces hoy.

Pon una alarma para realizar al menos tres pausas al día para realizar prácticas de respiración.

Pausa para ejercicios de respiración n.º 1:

Pausa para ejercicios de respiración n.º 2:

Pausa para ejercicios de respiración n.º 3:

HORARIO PARA LOS EJERCICIOS DE RESPIRACIÓN SEMANALES
Completa al inicio de cada semana.

Practicaré la técnica de respiración _____
al menos _____ veces esta semana.

Los días que me comprometo a realizar ejercicios de respiración esta semana (empieza con uno o dos días por semana y aumenta gradualmente hasta siete días por semana) son: _____

REFLEXIÓN OPCIONAL EN TU DIARIO
«Acabo de realizar mi ejercicio de respiración y me siento_____».
«Acabo de realizar mi ejercicio de respiración y noto mi cuerpo _____».

TÉCNICAS DE RESPIRACIÓN PARA AÑADIR A MI KIT

_____

_____

_____

CAPÍTULO
2

Encuentra la paz
en el momento presente

Este capítulo trata sobre cómo permanecer en el momento presente cuando te inundan pensamientos ansiosos intrusivos y rumiantes. Tanto si estás fuera como en casa, en la escuela o en el trabajo, es importante que amplíes tu kit de herramientas que te ayuden a ser más consciente en momentos con los que resulta difícil lidiar. Las prácticas de este capítulo se denominan «técnicas de *grounding*» y te ayudarán a sosegar tu mente excesivamente activa.

¿QUÉ ES EL *GROUNDING*?

El *grounding* nos adentra en un estado de conciencia (o *mindfulness*). Las técnicas de *grounding* pueden ayudarnos a centrarnos en el aquí y ahora de forma segura. Cuanto más presente estés en tu cuerpo, más calma y seguridad sentirás. Cuando prestas atención a lo que le ocurre a tu cuerpo, eres tú quien toma las riendas de la mente. El *grounding* te ayuda a determinar qué técnicas son mejores para tu sistema nervioso. Cuando realices estas prácticas, estarás desviando tu atención de pensamientos inquietantes del pasado o del futuro y centrándola en la seguridad del presente.

MINDFULNESS

Seguramente, el término *mindfulness* te resulta familiar, pero ¿qué significa «de verdad»? ¿De qué forma el *mindfulness* hace que estemos menos ansiosos? Según el fundador del Centro de Mindfulness, Jon Kabat-Zinn, «el *mindfulness* es un estado mental que se consigue al prestar atención a tu propia conciencia del momento presente, de forma deliberada y sin juzgar. Es el acto de reconocer y aceptar nuestros sentimientos, pensamientos y sensaciones corporales aquí y ahora».[13]

El *mindfulness* resulta crucial para tratar la ansiedad, porque cuando existe un nivel de ansiedad alto, puede que experimentes lo que se denomina desrealización y despersonalización.

- La **desrealización** genera un sentimiento de desapego de tu entorno y de la gente que hay en él. Tu visión del mundo parece distorsionada y puede que te resulte difícil saber dónde te encuentras en ese momento. Practicar ejercicios de *grounding* durante este tipo de episodios te devolverá a la realidad y te ayudará a generar un sentimiento de seguridad.
- La **despersonalización** significa que puede que te sientas como si fueras un observador externo de tus propios pensamientos o de tu cuerpo. Puede que sientas que no tienes el control de tus pensamientos o acciones en ese momento.

Cómo usar este capítulo sobre grounding *para aliviar la ansiedad*

Las técnicas que figuran en este capítulo pueden ser de utilidad cuando sientas mucha ansiedad, pero hay que practicarlas incluso en un estado de calma. Es importante crear una práctica sanadora diaria que sea completa, con herramientas cognitivas, ejercicios de *grounding* y técnicas de respiración, para que todo esto surja de forma natural cuando te sientas mal o ansioso. El *grounding* te ayudará a centrarte en algún aspecto del mundo físico presente en vez de en tus pensamientos y sentimientos internos.

Pasamos a la acción

Los cinco sentidos

La técnica de *grounding* de los cinco sentidos se recomienda mucho para la ansiedad porque te ayuda a sacar a tu cuerpo del estado de lucha o huida y devolverlo al momento presente. Cuando experimentas ansiedad, tu sistema nervioso simpático se acelera, lo que causa sentimientos intensos de pánico, miedo o preocupación. Cuando entras en pánico, pierdes la habilidad de pensar con claridad, de modo que centrar tu mente en ver cosas, captar sonidos y percibir olores a tu alrededor te puede devolver a la realidad y generar un estado de calma, tanto mental como físico. Además, ¡esta técnica puedes usarla en cualquier lugar!

Busca:

- Cinco cosas que puedas ver.
- Cuatro cosas que puedas tocar.
- Tres cosas que puedas oír.
- Dos cosas que puedas oler.
- Una cosa que puedas saborear.

Actividad para seguir trabajando

Asegúrate de llevar una libreta y una pluma o un lápiz contigo (si no, lo puedes anotar en tu celular). Responde las siguientes preguntas.

¿Qué cinco cosas puedes ver?

- Presta atención a lo que ves a tu alrededor y describe los objetos.
- ¿De qué color son? ¿Qué forma tienen?

¿Qué cuatro cosas puedes tocar o sentir?

- Nota las cosas que puedes tocar o sentir de tu alrededor.
- ¿Notas el sol en tu piel? ¿Cómo te sientes ahí donde estás sentado?
- A lo mejor tienes en la mano un objeto relajante. ¿Qué sensación te da? Describe su peso, textura y otros rasgos físicos.
- ¿Puedes describir cuatro cosas de tu cuerpo? ¿Notas la ropa sobre tu cuerpo, o sientes el contacto del respaldo del asiento, del suelo bajo tus pies o del cabello en tu nuca?

¿Qué tres cosas puedes oír?

- Presta atención a los sonidos a tu alrededor y descríbelos.
- ¿Qué oyes? ¿El tictac de un reloj? ¿El aire acondicionado? ¿Coches a lo lejos? ¿Viento? ¿Música? ¿Gente hablando?

¿Qué dos cosas puedes oler?

- Trata de identificar olores en el aire y descríbelos.
- ¿Ambientador? ¿Pasto? ¿Alguien a tu alrededor lleva colonia? ¿Flores? ¿Una vela? ¿Un aceite esencial?

¿Qué cosa puedes saborear?

- Nota el sabor o sabores en tu boca.
- ¿Qué puedes saborear ahora mismo?

- Puede que te ayude tener algo que puedas chupar o un tentempié, y centrar tu atención en su sabor.

Las siete preguntas clave

Responde estas preguntas para crear una frase que te ayude a regresar al momento presente. Esto te ayudará a dirigir tu cerebro a un estado más consciente cuando te invada la ansiedad.

- ¿Cómo te llamas?
- ¿Qué edad tienes?
- ¿Dónde vives?
- ¿Qué llevas puesto?
- ¿Qué día del mes es hoy?
- ¿Dónde estás en este momento?
- ¿Qué observas a tu alrededor?

Ejemplo:
Me llamo Sally y tengo veinticuatro años. Vivo en Filadelfia. Llevo un pants negro y una camiseta de manga larga blanca. Llevo un sombrero azul, calcetines blancos y zapatillas marrones. Hoy es 3 de junio y estoy en el coche con mi hermana. Puedo oír los coches a mi alrededor y la radio que está encendida. En este momento me siento a salvo y son las 16:17 horas de la tarde.

ACTIVIDAD PARA SEGUIR TRABAJANDO
Saca tu celular o usa una libreta para responder las preguntas anteriores como si estuvieras escribiendo una historia. Después escribe el mantra: «En este momento me siento a salvo».

La técnica de contar para distraer la atención

Contar es otra buena forma de relajarte. Esta técnica consiste en escribir números en un pizarrón imaginario y luego borrarlos en tu mente. También puedes imaginar una cortina negra y observar cómo los números aparecen y desaparecen. El hecho de concentrarte en los números hará que te distraigas de los pensamientos ansiosos.

1. Cierra los ojos e imagina un gran pizarrón. Puede ser tan grande como tú quieras.
2. Ahora, con tu imaginación, toma un marcador y escribe el número 100 tan grande como puedas.
3. Luego bórralo tan lentamente como puedas, asegurándote de que queda completamente borrado.
4. Escribe el número 99, y luego bórralo muy despacio.
5. Sigue contando hasta que te sientas más en calma o hayas llegado al número cero (o empieza de nuevo).

Técnica de grounding *con categorías*

Elige al menos dos o tres categorías de la siguiente lista y nombra tantos objetos como puedas de cada una.

- Películas.
- Equipos de futbol.
- Equipos de básquetbol.
- Animales.
- Colores.
- Ciudades.
- Programas de televisión.
- Cereales.
- Frutas y verduras.
- Gente famosa.

Actividad extra de sanación
Lleva siempre una libreta contigo y úsala para escribir tus respuestas.

Meditación grounding *para la ansiedad*

Puede que la ansiedad te haga sentir impotente, así que usa esta meditación de afirmación para avanzar hacia la sanación. Graba esta meditación con tu propia voz o pídele a alguien con quien te sientas a gusto que la grabe en tu lugar. Llévala contigo y escúchala (o mírala si es un video) cada vez que sientas ansiedad. Escuchar tu propia voz te ayudará a hablarte internamente de un modo más amable y alentador.

Cierra los ojos y haz una inhalación profunda y una exhalación profunda.

Inhala por la nariz... 2... 3... 4

(pausa)

Y exhala por la boca... 2... 3... 4... 5

(pausa)

Recuerda que en este momento estás a salvo.

(pausa)

En este momento estás a salvo.

(pausa)

En este momento estás a salvo.

(pausa)

No importa adónde te lleven tus pensamientos.

No importa lo aterradores que puedan ser tus pensamientos.

Recuerda, estás a salvo.

(pausa)

Toma aire contando hasta cuatro.

(pausa)

Retén el aire contando hasta dos.

(pausa)

Exhala contando hasta seis.

(pausa)

Cuando aparezca un pensamiento que te asuste, recuerda que solo es un pensamiento.

El pensamiento no tiene poder.

Observa el pensamiento como si fuera una nube flotando.

(pausa)

Observa el pensamiento.

(pausa)

Saluda al pensamiento.

(pausa)

Y observa cómo se aleja flotando.

(pausa)

Y recuerda… que estás a salvo.

(pausa)

Inhala por la nariz… 2… 3… 4… aguanta… 2… 3… exhala por la boca… 2… 3… 4… 5…

Inhala por la nariz… 2… 3… 4… aguanta… 2… 3… exhala por la boca… 2… 3… 4… 5…

Ahora, a medida que te vas relajando, puedes contar tus respiraciones, que se han suavizado. Cuenta diez respiraciones.

(pausa)

Nota cómo entra el aire por tu nariz.

Nota cómo pasa el aire por tus fosas nasales y desciende por tu garganta.

Ahora, exhala por la boca y nota cómo el aire sale de los pulmones.

(pausa)

Ahora observa cómo el aire se mueve lentamente.

(pausa)

Estás a salvo.

Nota lo calmada que está tu mente.

Nota cómo tu cuerpo está relajado y en paz.

Actividad para seguir trabajando
Guarda esta grabación en tu celular y escúchala en cualquier momento que empieces a sentir ansiedad. Lleva auriculares cuando vayas de viaje.

Grounding *con un objeto relajante*

Muchas veces, cuando pensamos en herramientas naturales para aliviar la ansiedad, nos vienen a la mente programas de salud mental *online* o un libro de autoayuda. Aunque soy una gran defensora de estos dos recursos, cabe recordar que también existe una gran variedad de objetos para calmar la ansiedad que pasan desapercibidos. Puede ser de ayuda llevar un objeto en tu bolsillo que puedas tocar cuando haya algo que te vaya a desencadenar ansiedad.

Investigué mucho para elaborar una lista de los mejores objetos sanadores que ayudan a reducir la ansiedad y generar bienestar. (Puedes hallar la lista completa en el capítulo cuatro). A continuación, encontrarás una lista de algunos objetos relajantes que pueden ayudarte a pasar un mal trago mientras vas construyendo buenos hábitos para lidiar con la ansiedad. Estos objetos también pueden ser útiles porque son reconfortantes, relajan y se puede jugar con ellos.

Recordatorio: si padeces (o crees padecer) un trastorno de ansiedad, por favor, consulta con un médico. Estos objetos pueden ayudar a aliviar algo de estrés en el día a día, pero no sustituyen a tratamientos para la ansiedad prescritos.

- Una piedra u hoja.
- Un cristal.
- Un aceite esencial.
- Una pluma.
- Algo blando.
- Una pelota antiestrés.

- La letra de una canción o de un poema que te reconforte (consejo: escribe la letra y llévala contigo).
- Un accesorio con un aceite esencial.
- Un cubo de Rubik pequeño.
- Un trozo de plastilina.

ACTIVIDAD PARA SEGUIR TRABAJANDO

Describe con detalle el objeto que llevas. ¿Qué es? ¿Cómo es? ¿Qué notas al tocarlo? ¿Qué textura tiene? ¿De qué color es? ¿Qué forma tiene?

Repite el mantra: «Estoy a salvo con _____ [escribe el nombre del objeto]».

Técnicas de grounding *en cualquier momento y lugar*

Puede resultar difícil controlar la ansiedad en entornos que nos ponen nerviosos. Lo cierto es que hay técnicas de *grounding* que pueden usarse en cualquier lugar. Al tenerlas «al alcance de tu mano», te sentirás más preparado y con más control. Una de las mejores herramientas que pueden usarse en cualquier parte es una nota con afirmaciones positivas. Puedes usar una tarjeta o una nota en tu celular para escribir un par de afirmaciones que sientas que son verdaderas y que te ayudarán a recordar que tu ansiedad no te controla. En el capítulo cinco encontrarás una larga lista de afirmaciones efectivas para ayudar a formatear un cerebro ansioso. Otra herramienta útil es algo que puedas tocar. Elige un objeto de los mencionados anteriormente (o del listado del capítulo cuatro) y llévalo contigo a donde vayas. A continuación, encontrarás una serie de ejemplos de herramientas de *grounding* que pueden serte útiles en distintos entornos que provocan ansiedad.

Si estás en una fiesta...
- Pon las manos bajo el chorro de agua fría.

- Sujeta un cubito de hielo.
- Elige un objeto y describe su forma, su color y para qué sirve.
- Elige una o dos grandes categorías y realiza una lista mental con tantas cosas como puedas de cada categoría: sabores de helado, instrumentos musicales, animales, programas de televisión, equipos de futbol, etc.
- Cuenta a las personas que hay en la habitación.
- Cuenta hacia atrás a partir de cien.

Si estás en un coche...
- Cuenta los coches que ves pasar.
- Cuenta los árboles que ves pasar.
- Concéntrate en el coche que hay delante de ti.
- Tararea una canción. (Esto también estimulará el nervio vago).
- Cuenta el número de coches amarillos, azules, rojos, etc.
- Chasquea tus dedos.
- Realiza una respiración abdominal profunda por tu nariz mientras cuentas hasta cuatro, aguanta dos segundos, y exhala lentamente por la boca contando hasta seis.

Si estás en un autobús o en el tren...
- Cuenta a las personas que puedas ver con el pelo rubio, con el pelo moreno, con lentes, con sombrero, etc.
- Tararea una canción. (Esto también estimulará el nervio vago).
- Realiza tres inhalaciones profundas por la nariz contando hasta cuatro y exhala por la boca contando hasta cuatro.
- Haz una lista con diez cosas por las que sientes agradecimiento.
- Mira a tu alrededor y describe cuántos colores ves.
- Piensa: «Ahora estoy bien; en este momento estoy bien».

Si estás con tu familia…
- Cuenta cuántas veces alguien usa la palabra «el» o «y».
- Lleva un objeto relajante en el bolsillo.
- Cuenta todos los objetos amarillos, azules, rojos, verdes, etc.
- Pide un vaso de agua fría.
- Ve al baño y pon las manos bajo el chorro de agua fría durante dos minutos.

Si estás en un restaurante…
- Piensa: «Ahora estoy bien; en este momento estoy bien».
- Inhala profundamente, realiza una pausa y exhala.
- Centra tu atención en el momento presente, concentrándote en la persona con la que estás.
- Date permiso para hacer una pausa y salir del lugar. Realiza tres respiraciones profundas.
- Ve al baño y pon las manos bajo el chorro de agua fría durante dos minutos.
- Háblale a tu ansiedad y dile: «No me controlas».

Si estás en el consultorio del médico…
- Describe la sala de espera. ¿Qué ves? ¿Qué oyes?
- Juega a un juego de distracción (revisa el capítulo siete).
- Ve con alguien en quien te puedas apoyar.
- Inhala contando hasta cuatro. Aguanta el aire dos segundos. Exhala contando hasta seis.
- Cuenta los cuadros que hay en la pared. ¿Cómo son?
- Usa el baño para salpicarte agua fría en la cara.

Grounding *cotidiano*

Usa esta lista si necesitas anclarte en el momento presente ahora mismo. Estas técnicas se pueden usar para aliviar aún más la ansiedad en este preciso momento.

- Haz una lista con cinco cosas por las que sientes agradecimiento.
- Cuenta hasta diez o recita el alfabeto. Muy despacio.
- Nota tu cuerpo. ¿Qué llevas puesto? ¿Cómo notas la ropa en tu pecho? Dobla y mueve los dedos de los pies y nota la silla en tu espalda.
- Clava los talones en el suelo, ¡«conectándote», literalmente, al suelo! Nota la tensión en tus talones al hacerlo. Recuérdate que estás conectado a la tierra.
- Describe los pasos de todas las actividades cotidianas; por ejemplo, cómo hacer la cama, lavar los platos, preparar tu plato favorito o hacerte un nudo en la corbata.
- Piensa en los nombres de tus amigos o familiares. ¿Cuántos puedes nombrar? ¿Qué edad tienen? ¿Puedes deletrear sus nombres?
- Lee algo que haya a tu alrededor. Di las letras en voz alta al derecho y al revés.
- Piensa en un objeto y «dibújalo» en tu mente, o en el aire con tu dedo. Trata de dibujar una fruta, un coche, una casa o un animal.

Búsqueda online *de palabras clave*

Escribe estas frases clave en internet o cualquier otro buscador y encontrarás miles de videos, artículos y ejercicios de *grounding* que te pueden ayudar cuando sientas ansiedad, ¡estés donde estés!

- Técnica de los cinco sentidos para la ansiedad.
- Herramienta *grounding* para la ansiedad para usar en el coche (no la uses mientras manejas).
- Escaneo corporal para la ansiedad.
- Técnicas de *grounding* para trastorno de estrés postraumático (TEPT).

- Técnicas de *grounding* para la ansiedad social.
- Test de realidad para la ansiedad.
- Afirmaciones para el pánico.
- Técnicas de *grounding* para el trastorno de pánico.
- Técnicas de *grounding* para el trastorno obsesivo-compulsivo (TOC).
- Técnicas para anclarme al momento presente.
- Las mejores técnicas de *grounding* para la ansiedad.

Técnicas de grounding *para añadir a mi kit de herramientas para la ansiedad*

_____

_____

_____

_____

_____

_____

3

Dos minutos para deshacerse del pánico

Cuando empiezas a sentir los síntomas de un ataque de ansiedad o de pánico, tienes la sensación de que pierdes fácilmente el control, ¿verdad? Cuando entramos en un estado de pánico, nuestro sistema nervioso se acelera, de modo que es importante identificar lo que podemos hacer para calmarlo y recuperar el equilibrio de cuerpo y mente. Para ayudarte en el proceso, este capítulo incluye técnicas que te ayudarán a calmar el sistema nervioso en menos de dos minutos. El hecho de usar estas técnicas no te garantiza que la ansiedad desaparezca para siempre, pero cuando las hayas practicado con regularidad, te ayudarán a tener una mente menos ansiosa y un cuerpo más relajado.

RECORDATORIO

Recuerda valorar tu nivel de ansiedad a diario. Cuando te levantes, echa un vistazo a la escala al principio de este libro y pregúntate en qué número estás esa mañana. Si lo haces todos los días, generarás un sentimiento de claridad mental que te permitirá sopesar mejor tu estado emocional y controlar más fácilmente los síntomas físicos que acompañan a los pensamientos ansiosos.

Volver a la realidad

A menudo, cuando entramos en un estado de pánico, nos convertimos en observadores externos de lo que realmente está sucediendo. Este tipo de pánico genera un sentimiento de desrealización, un estado mental en el que te sientes desapegado de tu entorno. Esto ocurre cuando la gente y los objetos a tu alrededor te parecen irreales, pero eres consciente de que este estado alterado no es normal. La siguiente técnica te ayudará a regresar al momento presente.

Juego de dos minutos de descripción

Observa durante unos cuantos minutos lo que hay a tu alrededor y anota lo que veas. Usa todos tus sentidos, aporta tantos detalles como te sea posible para describir exactamente lo que ves, oyes, sientes, hueles y saboreas.

Ejemplo:

> El suéter que llevo es azul, pero la camiseta que lleva ese hombre es roja con letras negras. El banco en el que estoy sentado es de madera y muy suave. Siento las piernas pesadas y calientes, dado que estoy sentado al sol. Puedo sentir una brisa cálida en mi rostro y cómo se mueve mi pelo con el aire. Huelo el pasto recién cortado y puedo oír a niños jugando en el parque que tengo enfrente. El pasto es verde y marrón. Oigo las risas de los niños.

Haz una lista con las actividades que realizas a diario y descríbelas detalladamente. Puede ser una actividad tan simple como bañarse, el registro de las rutinas de la mañana o la noche, o la preparación de una comida.

Ejemplo:

Cuando me levanté esta mañana, apagué la alarma y luego estiré los brazos. Miré el celular y vi que tenía un par de correos electrónicos de trabajo sin responder. Salí de la cama y fui al baño a lavarme los dientes. Después abrí la llave de la regadera y me metí a bañar. En la regadera me lavé el cuerpo y me puse champú con olor a rosa en el pelo. Salí de la regadera y me puse crema en la cara. Luego fui al dormitorio y me puse mi blusa roja y los pantalones negros del trabajo. Me cepillé el pelo mojado y luego me lo sequé con la secadora.

ACTIVIDAD PARA SEGUIR TRABAJANDO

Escribe preguntas en tu celular o en un trozo de papel que te ayuden a realizar una descripción antes de que llegues a un entorno que te genere ansiedad. Sírvete de esta lista siempre que vayas a un entorno que crea ansiedad. Recuérdate que puedes dirigir tus pensamientos al momento presente en cualquier momento y lugar.

EJERCICIO DE SANACIÓN

Describe el entorno en el que te encuentras ahora mismo respondiendo a las siguientes preguntas:

- ¿Qué puedes ver a tu alrededor?
- ¿Qué puedes oír a tu alrededor?
- ¿Qué puedes sentir a tu alrededor?
- ¿Qué puedes oler a tu alrededor?
- ¿Qué puedes saborear a tu alrededor?

Dos minutos de hidroterapia

Según un estudio del año 2006, un baño de agua fría puede reducir el nivel de cortisol, una hormona que normalmente se dispara con el estrés y la ansiedad.[14] Algunas investigaciones han mostrado que la exposición al frío también puede ayudar a estimular el nervio vago. La hidroterapia consistente en una inmersión en agua fría también puede reducir tu ritmo cardiaco un 15% e incrementar las endorfinas, las hormonas del bienestar en el cerebro.[15] Un ejemplo de inmersión en agua fría podría ser bajar significativamente la temperatura del agua de la regadera durante treinta segundos antes de salir o poner las manos bajo un chorro de agua fría durante dos minutos. Esto puede actuar como una práctica de *mindfulness*, lo que te ayudará a anclarte en el momento presente en vez de preocuparte por las cosas que disparan tu ansiedad y te hacen sentir que no tienes el control.

CÓMO USAR LA HIDROTERAPIA COMO MÉTODO DE SANACIÓN

1. Date un baño frío.
2. Salpica tu cara con agua fría.
3. Sumerge los pies en agua fría.
4. Si estás cerca de una llave de agua, pon las manos bajo el chorro de agua fría durante dos minutos.
5. Llena un recipiente con agua y cubitos de hielo y sumerge tu cara en él durante quince segundos. Saca la cara, respira, toma aire profundamente y sumerge la cara de nuevo. Repítelo tantas veces como sea necesario hasta que se haya calmado tu sistema nervioso. Según Happify.com, «esta técnica estimula el reflejo de inmersión, que es lo que sucede cuando el cuerpo se sumerge en agua congelada y conserva energía para sobrevivir. En ese momento, la ansiedad se vuelve innecesaria y se disipa».[16]

ACTIVIDAD PARA SEGUIR TRABAJANDO

Lleva una botella de acero inoxidable llena con hielo, con agua o con ambas cosas. Si empiezas a sentir ansiedad, toma un par de sorbos, salpícate la cara, o incluso puedes meter uno a uno los dedos por el cuello de la botella, contar hasta cinco y colocar los dedos en tus mejillas durante cinco segundos.

Meditación relajante de dos minutos

1. Inhala profundamente por la nariz y exhala por tu boca. Repite.
2. Deja que tu respiración vuelva a un estado normal. Inhala y exhala. Observa tu respiración y cómo se expanden tus pulmones.
3. Mientras vas respirando, repite el mantra: «Estoy a salvo en este momento y me rindo a la paz». (Consejo: puede ser de ayuda escribir este mantra en pósits y repartirlos por toda la casa).
4. Sigue respirando y nota como el abdomen sube y baja. Exhala por la nariz y nota cómo el aire abandona tu cuerpo y tu abdomen baja.
5. ¿Qué notas cuando respiras? ¿Qué sientes cuando el aire pasa por tu abdomen? ¿A qué temperatura está el aire? ¿Puedes notarlo cuando pasa por tu garganta?
6. Tras dos minutos de respiración consciente, observa el cambio que se ha producido en tu estado físico y cómo te sientes emocionalmente.

El poder de las afirmaciones con «estoy»

Solo necesitas un par de minutos repitiendo frases con «estoy» para mandar un mensaje relajante a tu mente y tu cuerpo. Afirmaciones como «estoy a salvo», «estoy en calma» o «estoy en paz» conllevan una sensación de tranquilidad que puede ayudar a reducir la producción de cortisol y adrenalina que generan los pensamientos ansiosos. Realmente se produce un efecto sanador al usar estas afirmaciones con «estoy», ¡incluso cuando no sientes mucha ansiedad! Cuanto más te adaptes a esta forma de pensar, más fácilmente te aparecerán estas afirmaciones de ayuda de forma automática, en vez de centrarte en pensamientos ansiosos irracionales.

EJERCICIO DE SANACIÓN
Escribe cinco afirmaciones con «estoy» para ayudarte en tu camino hacia la sanación.

1. _____
2. _____
3. _____
4. _____
5. _____

ACTIVIDAD EXTRA DE SANACIÓN
Escribe estas afirmaciones en pósits y ponlos en el espejo del baño, en la puerta del refrigerador, en la puerta del clóset (u otros lugares de tu casa en los que puedas verlos fácilmente), y di las afirmaciones en voz alta varias veces al día. Si tienes un celular, pon estas afirmaciones en el calendario o en forma de recordatorios y programa una alarma para que puedas ver estas afirmaciones varias veces al día.

Herramienta de grounding *de dos minutos con los cinco sentidos*

Estés donde estés, si entras en un estado de pánico, es muy probable que experimentes desrealización. Esto ocurre cuando sientes tanta ansiedad que la gente y los objetos a tu alrededor parecen irreales. Al usar esta técnica, estás quedándote con los detalles de tu entorno conscientemente, usando los cinco sentidos y tratando de observar los detalles más nimios que tu mente normalmente no percibiría. Esta técnica de *grounding* te ayudará a sentir que controlas más la ansiedad, al distraerte de los pensamientos o preocupaciones intrusivas y dirigir la atención al momento presente.

MIRA A TU ALREDEDOR Y NOMBRA

Cinco cosas que puedas ver

Mira a tu alrededor y observa cinco cosas en las que normalmente no te fijarías. Nómbralas en voz alta o internamente.

Cuatro cosas que puedas tocar

Toma conciencia de cuatro objetos que puedas tocar de tu entorno, como la textura de tu camiseta, la superficie de la silla en la que estás sentado, o la consistencia fina o seca de tu piel.

Tres cosas que puedas oír

Escucha atentamente los sonidos a tu alrededor. ¿Qué oyes? Puede que sea el viento, un programa de televisión, el ruido del refrigerador o del tráfico, o gente hablando.

Dos cosas que puedas oler

Siente los olores de tu alrededor y busca dos cosas que huelan (como una vela, un perfume, o pasto recién cortado).

Una cosa que puedas saborear

Lleva chicle, un caramelo o un tentempié para realizar este ejercicio. Ponte alguno de ellos en la boca y centra tu atención en su sabor o sabores.

EJERCICIO PARA SEGUIR TRABAJANDO

Lleva contigo un objeto relajante en los entornos que te provoquen más ansiedad. ¿Tienes alguno que te ayude? Tal vez una pulsera de cuentas, plastilina, aceites esenciales, o cualquier cosa que te lleve de vuelta al momento presente cuando empieces a sentir ansiedad. Usa el sentido de la vista para describir el objeto con todo detalle. ¿Cómo es? ¿De qué color es? ¿Qué forma y textura tiene?

Dos *minutos de* tapping *o EFT*

¿QUÉ ES EL EFT?

La Técnica de Liberación Emocional (EFT, por sus siglas en inglés), también conocida como *tapping*, es una herramienta holística, similar a la acupuntura, que se centra en los puntos meridianos (o puntos energéticos) para ayudar a recuperar el equilibrio energético del cuerpo. El *tapping* se basa en la premisa de que el cuerpo está compuesto por campos energéticos y de que los desequilibrios en este sistema pueden producir problemas físicos y emocionales. Gary Craig, el fundador del *tapping*, creía que esta forma de psicoterapia basada en la energía está diseñada para reducir los síntomas de malestar psicológico manipulando la energía que fluye por el cuerpo. Cuando se practica el *tapping* de forma consciente, puede ayudar a equilibrar el sistema energético corporal y a eliminar la mayor parte de las emociones negativas en unos minutos.

Los expertos en la materia afirman que el *tapping* ayuda a acceder a la energía del cuerpo y a mandar señales a la parte del cerebro que controla el estrés. Asimismo, sostienen que estimulando los puntos meridianos con *tapping* se puede reducir el estrés o las emociones negativas, y finalmente restaurar el equilibrio de tu energía alterada.

¿CÓMO FUNCIONA EL *TAPPING*?

El *tapping* estimula los puntos meridianos energéticos del cuerpo para mitigar problemas emocionales, estrés, dolor crónico, adicciones, fobias, trastorno de estrés postraumático y enfermedades físicas. Según la medicina china, los meridianos son caminos energéticos que fluyen por el cuerpo y que ayudan a equilibrar tu salud física y mental. Cualquier desequilibrio puede desencadenar una enfermedad o malestar. Aunque el *tapping* en principio es similar a la acupuntura, esta usa agujas para presionar estos puntos energéticos, mientras que el *tapping* usa la punta de los dedos para aplicar presión. Según Tapping Solution:

> Durante una sesión de EFT, la persona se golpeará suavemente con sus dedos ciertos puntos meridianos con una secuencia prescrita. Mientras lo hace, se centrará en los pensamientos, las sensaciones físicas y los sentimientos de los que quiera deshacerse, por ejemplo, centrándose en su ansiedad y en la opresión que nota en el pecho. La terapia con *tapping* es altamente efectiva, no resulta invasiva y es una alternativa saludable de autoayuda a la psicoterapia de larga duración.[17]

Cuando nos encontramos en un estado de mucha ansiedad, nuestro cerebro nos engaña para hacernos creer que estamos en peligro y nuestro sistema nervioso central se desequilibra. El *tapping* incrementa la concentración para ayudar a reducir el malestar, y se observaron resultados positivos en tratamientos de ansiedad, traumas, fobias, pánico, depresión, adicciones y procesos de duelo.

CÓMO PRACTICAR EL *TAPPING*

1. Identifica el problema:
   - Toma nota mental de a qué problema te estás enfrentando en este momento. Este será el objetivo en el que enfocarás el *tapping*. Ejemplos de ello podrían ser un dolor de estómago o sentir ansiedad ante la perspectiva de un evento social. Recuerda ponerte como objetivo un solo problema a la vez.
2. Mide el nivel de intensidad del problema (0-10):
   - En una escala de 0 a 10 (el 10 es el peor o el más difícil), mide el nivel de ansiedad asociado a un problema actual. Esta escala estima el dolor emocional o físico y el malestar que sientes, y sirve como punto de referencia para evaluar el progreso tras cada sesión de *tapping*.

- Por ejemplo, si empiezas con un 8 antes del *tapping* y al final estás a 4, sabrás que mejoraste un 50%.

3. Empieza con el *tapping* del punto de karate con los dedos índice y corazón:
   - El punto de karate está en los lados externos de la mano, en el lado opuesto al pulgar.

4. Mientras realices el *tapping* sobre el punto de karate, recita esta frase tres veces: «Aunque tenga este [miedo o problema], me acepto profunda y completamente».
   - El [miedo o problema] anterior representa el problema al que te quieres enfrentar. Te pongo dos ejemplos. Miedo a las serpientes: «Aunque tenga este miedo a las serpientes, me acepto profunda y completamente». Tristeza a causa de una ruptura: «Aunque tenga esta tristeza por mi ruptura, me acepto profunda y completamente».

5. Ahora realiza una respiración honda y prepárate para realizar la siguiente secuencia de *tapping*:
   - Puedes usar los cuatro dedos o solo los dos primeros (el índice y el corazón). Normalmente, los cuatro dedos se usan en la coronilla, en la clavícula, debajo del brazo y en zonas de mayor tamaño. En otras zonas, como el área alrededor de los ojos, puedes usar solo dos.
   - Golpea con los dedos, no con las uñas.
   - Aplica una presión firme pero suave.

6. Golpea los puntos de presión entre cinco y siete veces en orden descendente:
   - El *tapping* empieza arriba y va descendiendo. Puedes terminar regresando a la parte superior de la cabeza para cerrar el círculo. Repite la frase sanadora que creaste en el cuarto paso mientras pasas por cada punto:
     1. Coronilla (Co)
     2. Ceja (Ce)
     3. Al lado del ojo (LO)

PUNTO DE KARATE

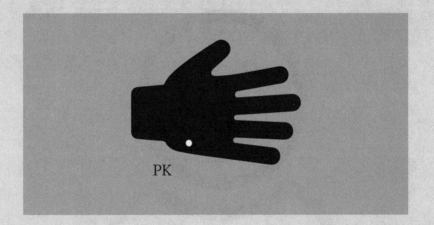

LOS OCHO PUNTOS DE *TAPPING* EN EL CUERPO

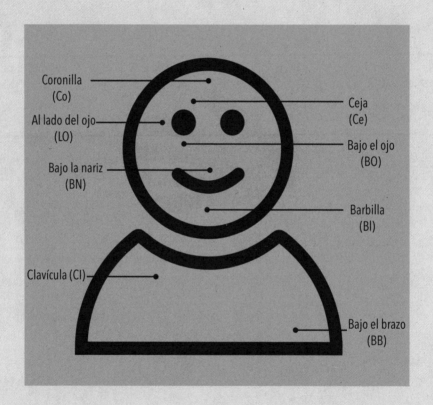

4. Bajo el ojo (BO)
5. Bajo la nariz (BN)
6. Barbilla (Bl)
7. Inicio de la clavícula (Cl)
8. Bajo el brazo (BB)

ACTIVIDAD PARA SEGUIR TRABAJANDO

Busca estas palabras clave en tu celular y mira un video para ayudarte a calmar tu sistema nervioso en menos de dos minutos usando el *tapping*.

- *Tapping* para la ansiedad.
- Técnica de liberación emocional para la ansiedad.
- *Tapping* para los ataques de pánico.
- Cómo usar el *tapping* para calmar la ansiedad.
- *Tapping* para el estrés y la sobrecarga.
- Cómo detener de forma rápida la ansiedad mediante el *tapping*.
- Técnica de *tapping* de dos minutos.
- Terapia de *tapping* para las fobias.

GROUNDING A TRAVÉS DE LA RELAJACIÓN

En el capítulo dos hablábamos del *grounding* y de por qué es tan importante en el tratamiento de la ansiedad. Enfrentarte a cualquier tipo de enfermedad mental puede hacer muy difícil permanecer en el momento presente y esto puede dejarte un sentimiento de irritabilidad, enfado, pánico, bloqueo o aturdimiento. Estos ejercicios de relajación ayudarán a tu cerebro a centrarse más en el momento presente y menos en los pensamientos ansiosos e intrusivos sobre el futuro. Las herramientas de *grounding* son especialmente adecuadas para devolver a tu mente y tu cuerpo un estado de homeostasis (un estado interno saludable y estable) y ayudarte a centrarte más en el aquí y ahora.[18]

Usa la música para aliviar la ansiedad

¿Cuál es tu canción favorita y por qué? Piénsalo. La música puede cambiar tu estado de ánimo y hacerte sentir que no estás solo. La música es sanadora y nos traslada a un tiempo y lugar que recordamos con cariño. Nos ayuda a expresar nuestros sentimientos cuando a veces las palabras se quedan cortas. Si te cuesta expresar verbalmente tus emociones, a través de la música puedes encontrar temas y significados que puedan aplicarse a tus experiencias vitales. Esto te puede ayudar a encontrar las palabras que representan lo que estás sintiendo. Las canciones permiten que tu sistema nervioso se calme, se relaje, y que tu alma se cure. Según un estudio, la terapia musical tiene efectos positivos, al disminuir los niveles de depresión y ansiedad en pacientes con cáncer, y ¡ahora su uso está recomendado en la mayoría de las residencias![19]

EJERCICIO 1: CAMBIO DE TU ESTADO DE ÁNIMO CON MÚSICA

- Valora tu nivel de ansiedad del 1 al 10: _____
- Antes de cambiar tu estado de ánimo: _____
- Después de cambiar tu estado de ánimo: _____

Empieza conectando con las emociones negativas que puedas estar experimentando en este momento. Usa el espacio siguiente para escribir los sentimientos negativos que te asalten en este momento. Algunos ejemplos podrían ser:

- Triste.
- Enfadado.
- Asustado.

- Preocupado.
- Celoso.
- Frustrado.
- Disgustado.
- Solo.
- Molesto.

¿Qué otro tipo de sentimientos estás experimentando? Escríbelos aquí:

_____

_____

_____

Ahora elige algunas canciones que concuerden con cómo te sientes y escríbelas aquí:

1. _____

2. _____

3. _____

4. _____

Luego escucha estas canciones.

Ahora vamos por el cambio. ¿Qué canciones podrían ayudarte a mejorar tu estado de ánimo? Haz una lista con estas canciones en tu celular o en este espacio:

1. _____

2. _____

3. _____

4. _____

Luego escucha estas canciones. ¿Cómo te sientes después de escuchar estas canciones que te suben el ánimo? Escríbelo aquí o en tu diario.

_____

_____

_____

EJERCICIO 2: TÉCNICA MUSICAL *MINDFULNESS* CON DIARIO MUSICAL

- Valora tu nivel de ansiedad del 1 al 10: _____
- Antes de la música: _____
- Después de la música: _____

1. Elige una canción nueva (lenta o alegre).
   - Elige una que no hayas oído nunca. Escucha con atención la letra. ¿Se cuenta una historia en ella? ¿Sobre qué?
2. Escribe un diario musical.
   - Otra herramienta de sanación es escribir un diario musical, que puede ayudar a procesar y recoger los pensamientos y sentimientos negativos. Esto podría mejorar tu atención en el aquí y ahora en vez de centrarte en la preocupación y el dolor. Mientras escuches una canción que elijas, escribe todos esos pensamientos y emociones que te surjan en ese momento.
3. Responde estas preguntas:
   - ¿Qué es lo que tiene esta canción que te provoca una o varias emociones?
   - ¿Te da la sensación de que alguien más puede entender tu dolor?
   - ¿La canción hace que te sientas menos solo?
   - ¿Qué le dirías a la persona que escribió esta canción para que se sintiera mejor?
   - ¿Cómo podrías ayudarle a aliviar su dolor?
   - ¿Cómo crees que cambiarían las cosas si te hablaras a ti mismo como lo harías con un amigo que está sufriendo?

ACTIVIDAD PARA SEGUIR TRABAJANDO

Pon una canción de la que conozcas bien la letra. Vuelve a repro-
ducirla y, mientras la escuchas, escribe la letra. Esta actividad hace
que apartes tu mente de los pensamientos ansiosos y te distraigas
con una tarea más importante.

Confecciona una lista de reproducción con canciones que te
hagan sentir feliz y exultante. Incluye canciones que te traigan buenos recuerdos o que hagan que te entren ganas de bailar. También
estaría bien que hicieras una lista de reproducción tranquila con
canciones relajantes, instrumentales, lentas o de tipo meditativo.

Afirmaciones relajantes de tu diario en dos minutos (incluso para quienes son antidiario)

Escribir un diario es una de las herramientas más efectivas para tratar la ansiedad. Considera el hecho de escribir como una medicina
para tu mente. Tenemos miles de pensamientos a diario, lo que hace
difícil identificar los que contribuyen a aumentar la ansiedad que
muchos de nosotros sentimos todos los días. Puede resultar paralizante que los pensamientos intrusivos se hagan cada vez más fuertes, y a menudo empezamos a sentirnos mental y emocionalmente
exhaustos. Escribir un diario con las cosas que te molestan te ayudará a estructurar tus pensamientos y lograr la paz mental. Cuando
tu mente está repleta de pensamientos terribles o irracionales, puedes sentir como si tuvieras dentro un embotellamiento interno de
ansiedad. Llegado este punto, necesitas una herramienta para ofrecer cierta consistencia y estructura a tus pensamientos. La herramienta de la que te hablo es un simple trozo de papel (y una pluma).

ESCRIBE A MANO, NO TECLEES

Aunque prefieras usar tu celular o computadora como diario, es
recomendable que uses pluma y papel para escribir tus pensamientos. El motivo es que el acto de escribir se vuelve un ejercicio más

consciente. Al escribir a mano, te fuerzas a ir más despacio y, además, incrementa la actividad en el córtex cerebral, un efecto similar al de la meditación.[20] Esto explicaría por qué escribir un diario a mano es más terapéutico y catártico. Escribir un diario a mano puede ayudarte a apreciar realmente las cosas buenas, así como los retos que estén llenando tu vida. También te ofrece un espacio para pensar realmente en las cosas que te están pasando.

Cuanto más uses tu diario para reescribir tu historia, reorientar tus patrones de pensamiento y remplazar los pensamientos automáticos negativos, más avanzarás en tu sanación. Esto ocurre gracias a lo que se denomina «neuroplasticidad». La neuroplasticidad es la capacidad de ejercitar el cerebro como si fuera un músculo y nos permite responder al cambio y adaptarnos generando nuevas vías neuronales. Si lo hacemos de forma repetitiva y con atención, todos podemos reprogramar nuestro cerebro. Los nuevos pensamientos y habilidades crean nuevas vías. El cerebro siempre está evolucionando y nunca deja de cambiar como respuesta al aprendizaje. La repetición y la práctica refuerzan esas vías y crean nuevos hábitos. Esto significa que, cuanto más ejercites tu cerebro, más fuerte será, y que lo que no practiquemos se desvanecerá. De modo que, si continuamente escribimos cómo nos gustaría pensar y cómo nos gustaría vivir, estaremos realmente cambiando nuestras vías cerebrales. Se requiere repetición y constancia para cambiar estas vías, pero con el tiempo se vuelve automático y ¡literalmente nos convertimos en lo que pensamos y hacemos!

REGLA 1: NO HAY REGLAS
No hay reglas cuando se trata de escribir un diario, pero mi sugerencia es empezar con la asociación libre. «Asociación libre» es un término creado por Sigmund Freud, considerado el padre del psicoanálisis, y se refiere al proceso de «descubrir tus pensamientos, recuerdos y sentimientos genuinos compartiendo libremente todos los pensamientos que pasen por tu cabeza aparen-

temente al azar».[21] Esto significa empezar a escribir lo que pase por tu mente. No te preocupes por la gramática, por la puntuación o por completar las frases. Solo saca los pensamientos que tengas en tu cabeza en ese momento. Escribe sobre cualquier cosa que haya en tu mente o algo que te esté molestando. Sigue escribiendo hasta que sientas que ya escribiste lo que tenías que decir, pero no hasta el punto de iniciar un proceso de rumiación. También recuerda no juzgar lo que va apareciendo sobre el papel. Acepta que lo que sale de tu mente está bien al 100% y que solo son pensamientos que no tienen ningún tipo de poder sobre ti. Esto te puede ayudar a aprender a soltar situaciones que te molestan y liberar tu mente de pensamientos que te distraen.

Cómo empezar un diario

1. **Empieza buscando algo donde escribir.** No tiene por qué ser uno de esos bonitos diarios con espiral y afirmaciones como «Hoy es el primer día del resto de tu vida» o algo por el estilo en la cubierta (pero si es lo que te va, bien por ti). Puedes, literalmente, hacerte con un bloc de notas y empezar a escribir. O aún mejor, comprar una de esas libretas escolares baratas. Solo necesitas papel y un lápiz o pluma.

2. **Establece un límite de tiempo.** Una buena forma de empezar a escribir un diario es darte un límite de tiempo de entre cinco y diez minutos para escribir tus pensamientos en el papel. Si no lo haces, puede resultar desalentador y aburrido. Si tienes un tiempo determinado, es probable que te concentres más, y sacarás más provecho del tiempo que escribas.

3. **Inclúyelo en tu horario.** Si tienes una agenda muy llena o tienes problemas para priorizar la escritura del diario (y sabes que es una herramienta que te ayuda), programa un momento para ello en tu rutina diaria. Recuerda que solo necesitas entre cinco y diez minutos. Echa un vistazo a tu horario y piensa dónde tienes un hueco y cuándo será más provecho-

so. Pruébalo al menos veintiún días y observa cómo se convierte en un hábito diario sanador.

INDICACIONES PARA ESCRIBIR UN DIARIO

Si sientes que con unas indicaciones el proceso será más efectivo para ti, no te preocupes, ¡las tengo! A veces, la ansiedad puede darnos la sensación de estar estancados en nuestra propia cabeza, lo que hace difícil saber por dónde empezar a escribir. Las indicaciones son unas guías terapéuticas para abordar emociones que marcas como objetivo a fin de permitirte expresarte mejor de una forma distinta, a la vez que ser más consciente de tu patrón de pensamiento ansioso.

Las siguientes indicaciones para escribir un diario son una guía para empezar el proceso y hacer que las ideas fluyan. El primer grupo de indicaciones son autorreflexivas y te ayudarán a conocer más tu patrón de pensamiento ansioso, creencias limitantes y miedos. El segundo grupo son indicaciones sanadoras. Estas te ayudarán a cambiar la falsa narrativa que tiene tu mente y que contribuye a mantener tu ansiedad y te impide vivir tu vida de la mejor forma posible.

Consejo adicional: escribe durante al menos dos minutos. Escribe más tiempo si sientes la necesidad.

Indicaciones autorreflexivas

- Valora la ansiedad que sientes en una escala del 1 al 10. ¿Este número varía de un día a otro? ¿Cambia de la mañana a la noche? Haz un registro.
- ¿Qué te produce ansiedad ahora mismo? ¿Estos pensamientos son 100% verdad? ¿Por qué o por qué no?
- ¿Cómo sabes que estás estresado o ansioso?
- ¿Qué crees que trata de decirte tu ansiedad?
- ¿Sientes ansiedad o tensión en el cuerpo? En caso afirmativo, ¿en qué lugar?

- ¿De qué modo podrías ver tu ansiedad como algo que te ayuda?
- ¿Qué situaciones te generan ansiedad? ¿Qué aspectos de estas situaciones puedes cambiar?
- Haz una lista con las personas que te provoquen ansiedad o nerviosismo cuando estás con ellas. ¿Qué aspectos de estas personas puedes cambiar?
- ¿Qué pensamientos o reflexiones te dices cuando estás ansioso? (Revisa la lista de distorsiones cognitivas de la introducción).
- ¿Qué crees que sería lo peor que podría pasar? ¿Cuántas probabilidades crees que hay de que esto realmente ocurra?
- Imagina que tu mejor amigo tiene la misma preocupación que tú. ¿Qué le dirías para tratar de ayudarlo?
- Piensa en la última vez que entraste en una espiral de pensamientos negativos sin ningún tipo de control. ¿Cuáles eran algunos de esos pensamientos?
- Explica la última vez que lloraste. ¿Qué te hizo llorar?
- Escribe una carta a tu niño interior. ¿Qué consejo puedes darle para que pueda gestionar mejor su salud mental? ¿Cómo puedes educarlo?
- Escribe sobre un momento en el que tuvieras ansiedad y esta desapareciera. ¿Qué hiciste para ayudarte?
- ¿Qué secretos guardas? ¿Estos secretos están afectando a tu salud mental? ¿Por qué o por qué no?
- Si no tuvieras miedo, ¿cuáles serían las cinco cosas que harías? ¿Se te ocurre cómo superar este miedo?

Indicaciones sanadoras

- La última vez que tuve ansiedad me sentí mejor al...
- Mi recuerdo más feliz es...
- Puedo soltar energía negativa de mi vida si...
- Las cinco cosas que me hacen sentir mejor después de un mal día son...

- Mi día perfecto sería…
- Los tres obstáculos más grandes que he superado son…
- Las tres cosas que me han ayudado cuando he sentido estrés o ansiedad en el pasado son…
- Algunas habilidades para lidiar con mi ansiedad son…
- Cuando uso estas habilidades…
- Mi plan de habilidades de afrontamiento será…
- Hoy siento agradecimiento por estas diez cosas…
- Diez logros de los que me enorgullezco son…
- Lo que le diría a mi yo más joven para ayudarlo a gestionar mejor su salud mental sería…
- Lo que me hizo sonreír hoy fue…
- Los cinco momentos en que me sentí la persona más feliz del mundo fueron…
- Siento mucha calma cuando…
- Hoy me sentí orgulloso cuando…
- La cosa más graciosa que me pasó hoy es…
- Mi rincón favorito es…
- Una de las cosas que me alegra haber aprendido hoy es…
- Una cosa bonita que vi hoy es…
- Siento agradecimiento porque durante mi infancia pude…
- Las tres personas con las que puedo comunicarme ahora mismo para pedir ayuda son…
- Estoy feliz de vivir en mi casa porque…
- La persona con la que más me gusta hablar es…
- Una cosa que me hizo la vida más fácil hoy es…
- Mi canción favorita es…
- Hoy me sentí amado cuando…
- Cinco cosas que me encanta hacer…

Ejercicio extra de escritura
- Escribe una carta pidiendo perdón a alguien a quien hayas hecho daño.
- Escribe todos tus mecanismos de ayuda. Evalúa los que son más efectivos y los que menos.
- Escribe una lista con diez cosas que quieras recordar durante momentos de mucho estrés. (Usa esto más adelante si te encuentras con poco ánimo).
- Escríbete pidiéndote perdón a ti mismo por algo que ocurrió en el pasado.

¿Puedes añadir algo a esta lista?

_____

_____

_____

Técnica de relajación muscular progresiva en dos minutos

La técnica de relajación muscular progresiva (RMP) es una herramienta para aliviar la ansiedad cuya aproximación metodológica se basa en contraer y relajar varios grupos de músculos para aliviar el estrés y calmar la mente ansiosa. Se considera una técnica de relajación, al igual que los ejercicios de respiración o visualización, o el yoga. Cuando se experimenta ansiedad, es habitual que aparezcan síntomas como el dolor, la tensión y rigidez muscular. Esta técnica es efectiva cuando se presenta un ataque de pánico, ya que ayuda a contrarrestar la respuesta de lucha o huida.[22]

Cómo practicar la relajación muscular progresiva
- Valora tu nivel de ansiedad del 1 al 10: _____
- Antes de la RMP: _____
- Después de la RMP: _____

Siéntate o túmbate en una posición confortable e inhala profundamente por la nariz. Nota cómo se infla el abdomen y tu diafragma se llena de aire. Luego exhala lentamente por la boca. Repítelo entre tres y cinco veces.

Primero contrae cada grupo muscular durante ocho segundos, pero sin que se agarroten. Presta atención a las sensaciones, y luego relaja la tensión. Nota cómo la relajación se siente de una forma muy distinta a la tensión.

- Pies: dobla los dedos hacia las plantas de los pies, y luego relájalos. Flexiona los pies, y luego relájalos.
- Muslos: contrae tus muslos apretándolos uno contra el otro, y luego relájalos.
- Torso: contrae tu abdomen y luego relájalo.
- Espalda: junta los omóplatos y luego relájalos.
- Hombros: eleva y acerca tus hombros a las orejas, y luego déjalos caer.
- Brazos: cierra los puños y contrae los brazos contra los lados del torso. Relájalos.
- Manos: cierra los puños y luego relaja los dedos.
- Cara: contrae tus rasgos faciales hacia el centro del rostro, y luego relaja el rostro.
- Cuerpo entero: contrae todos tus músculos a la vez y luego suelta toda tensión.

Inhala profundamente por la nariz y exhala contando hasta seis por la boca. Repítelo tantas veces como quieras.

ACTIVIDAD PARA SEGUIR TRABAJANDO

Puedes practicar la técnica de relajación muscular progresiva en cualquier momento y lugar. Lo mejor de todo es que nadie sabrá lo que estás haciendo. Traza un plan para practicar esta técnica en el coche, en una fiesta, en el consultorio del médico o en cualquier lugar donde puedas sentir ansiedad. Al tensar y relajar la musculatura de todo el cuerpo, puedes sentir mucha relajación. Además, la RMP te puede ayudar a identificar la ansiedad cuando notes tensión muscular.

Consejo adicional: practica la relajación muscular progresiva al menos tres veces a la semana, incluso cuando no sientas ansiedad.

Escaneo corporal en dos minutos

Según los expertos en psicología, el escaneo corporal es una de las formas más efectivas para empezar una práctica de meditación *mindfulness*, y tiene beneficios físicos y mentales, como la reducción del estrés, el aumento de la concentración y una mejor calidad del sueño. Este ejercicio consiste en escanear tu cuerpo entero, prestando especial atención a las sensaciones corporales en una secuencia gradual de los pies a la cabeza. El objetivo del escaneo corporal es reconectar con tu ser físico sin juzgar. Céntrate en las sensaciones de tu cuerpo conforme llevas la atención a cada parte y nota cualquier dolor, tensión o molestia.

EJERCICIO DE ESCANEO CORPORAL

Cómo realizarlo: graba este ejercicio de escaneo corporal con tu propia voz (o pide que lo haga alguien cuya voz te calme y te haga sentir seguro). Escucha la grabación al menos dos o tres veces por semana.

- Valora tu nivel de ansiedad del 1 al 10: _____
- Antes del escaneo corporal: _____
- Después del escaneo corporal: _____

A continuación, graba lo siguiente:

Estés donde estés, sentado en una silla o estirado en el suelo, céntrate en tu cuerpo y nota su peso.

Inhala profundamente contando hasta cinco y toma conciencia de tu cuerpo.

Exhala lentamente contando hasta siete, soltando cualquier tensión y sintiendo paz interior.

Cierra los ojos si te resulta cómodo.

Céntrate en tus pies y toma conciencia de cualquier sensación en tus dedos: su peso, la presión, el calor.

Inhala profundamente contando hasta cinco y toma conciencia de tus pies y tus dedos.

Exhala lentamente contando hasta siete, soltando cualquier tensión y sintiendo paz interior.

Ahora céntrate en tus piernas. Toma conciencia de cualquier sensación en tus piernas, rodillas y muslos. Relaja los músculos. Estás a salvo.

Inhala profundamente contando hasta cinco y toma conciencia de tus piernas.

Exhala lentamente contando hasta siete, soltando cualquier tensión y sintiendo paz interior.

Nota tu abdomen y la parte superior del cuerpo. Siente cualquier sensación en tu espalda y no juzgues ni intervengas tratando de solucionar cualquier tensión.

Inhala profundamente contando hasta cinco y toma conciencia de tu abdomen, pecho y espalda.

Exhala lentamente contando hasta siete, soltando cualquier tensión y sintiendo paz interior.

Ahora centra tu atención en tus manos. ¿Qué notas? ¿Tus manos están tensas o rígidas? Observa si puedes relajarlas.

Inhala profundamente contando hasta cinco y toma conciencia de tus manos.

Exhala lentamente contando hasta siete, soltando cualquier tensión y sintiendo paz interior.

Siente tus brazos. Observa cualquier sensación en ellos. Relaja los hombros. Sé autocompasivo con tus brazos.

Inhala profundamente contando hasta cinco y toma conciencia de tus brazos.

Exhala lentamente contando hasta siete, soltando cualquier tensión y sintiendo paz interior.

Ahora céntrate en tu cabeza, cuello y garganta. Observa la calma de tu cuello y tu garganta. Deja que se relajen. Relaja también la mandíbula. Deja que tu cara y tu musculatura facial se relajen.

Inhala profundamente contando hasta cinco y toma conciencia de tu cabeza, cuello y garganta.

Exhala lentamente contando hasta siete, soltando cualquier tensión y sintiendo paz interior.

Siente todo tu cuerpo ahora. Estás a salvo. Estás en el momento presente, aquí y ahora.

Inhala profundamente contando hasta cinco y toma conciencia de tu cuerpo.

Exhala lentamente contando hasta siete, soltando cualquier tensión y sintiendo paz interior.

Sé tan consciente como puedas de todo tu cuerpo, y cuando estés listo, puedes abrir los ojos.

Indicaciones opcionales

Siento mi cuerpo _____

¿Por cuáles tres cosas sientes agradecimiento ahora mismo?

Dos minutos en la naturaleza

En el año 2012, investigadores japoneses estudiaron el impacto psicológico de lo que denominaron «baño de bosque», que consiste en pasar tiempo entre los árboles. Los resultados del estudio mostraron que los baños de bosque reducían la ansiedad, reforzaban el sistema inmunitario y aumentaban los sentimientos de bienestar. Los investigadores concluyeron que la exposición a los árboles, ya sea en un parque de la ciudad o en el campo, es beneficioso para la salud si se hace con regularidad. Los científicos afirman que parte de los motivos por los que reducen la ansiedad es por los fitoncidas, los aceites esenciales que desprenden los árboles.

Actividad para seguir trabajando

Lo que sí sabemos es que la naturaleza, y especialmente los árboles, tienen un efecto calmante en la mente y el cuerpo.

- Proponte salir de casa a diario al menos diez minutos.
- Busca una zona con árboles y da un paseo corto, medita, escribe en tu diario o simplemente respira y huele la naturaleza.
- Si brilla el sol, mira hacia el cielo y deja que caliente tu rostro.
- Durante tu aventura exterior, colócate una mano sobre el corazón y repite este mantra en voz alta o para tus adentros: «Tengo el control de mis sentimientos, y elijo sentir paz». Repítelo al menos tres veces.
- Si forma parte de tu práctica, escribe tu experiencia en tu diario.

Técnicas de dos minutos para añadir a mi kit de sanación

_____

_____

_____

_____

_____

_____

_____

_____

CAPÍTULO
4

Cómo aliviar la ansiedad

En momentos complicados de la vida, puede resultar difícil saber cómo sentirnos mejor. De hecho, muchas personas sensibles y empáticas nunca aprendieron a saber cómo sentirse mejor durante su infancia. Tal vez tus cuidadores no te abrazaban, ni te aseguraban que todo saldría bien. O tal vez creciste con unos cuidadores ansiosos que tenían sus limitaciones para gestionar su propio bienestar. Los niños, especialmente los más sensibles, pueden absorber esto y arrastrarlo inconscientemente durante toda su edad adulta.

Cuando la mente se acelera y el cuerpo empieza a tensarse, lo más probable es que la ansiedad no tarde en aparecer. Las actividades relajantes para aliviar la ansiedad son fundamentales en este tipo de momentos porque nuestro sistema nervioso simpático está estimulando nuestra respuesta al estrés. En ese momento, nuestro cuerpo está en un estado de hipervigilancia y nuestra mente nos hace creer que corremos peligro, cuando en realidad no es así. Los ejercicios relajantes para aliviar la ansiedad ayudarán a activar el sistema nervioso parasimpático (es decir, la respuesta de descanso o digestión) y devolver a la mente y al cuerpo un estado de calma.

La psicóloga holística Nicole LePera describe los métodos proactivos para mitigar la ansiedad como una elección consciente que debemos practicar a diario, especialmente si no nos enseñaron a lidiar con la adversidad en la infancia.[23] El objetivo de la autorrelajación es ayudar a que tu cuerpo regrese a un estado de equilibrio emocional usando la concienciación emocional y ejercicios para mitigar la ansiedad. No quieras centrarte en una sola forma de relajarte, ya que esto limitaría tu sanación. Si desarrollas tu flexibilidad tanto como te sea posible, podrás responder mejor a la adversidad, tolerar mejor la incomodidad y creer que puedes enfrentarte a situaciones estresantes.

Pasamos a la acción

Estos objetos de autorrelajación se pueden usar en momentos de mucho estrés para ayudarte a gestionar tu ansiedad. Este capítulo te servirá de guía para descubrir qué objetos tangibles son los que mejor te van. Recuerda que puedes tardar un poco en confeccionar tu kit de relajación, ya que cada vez eres más consciente de tu respuesta a la preocupación, al enfado, a la tristeza y al miedo. Te aconsejo que pruebes tantas herramientas como te sea posible, para así ver cuáles te van mejor e incorporarlas en tu rutina diaria.

Objetos relajantes portátiles:

1. Un libro de actividades, por ejemplo, de unir los puntos, laberintos, sopas de letras, o algo similar.
2. Un libro para colorear de adultos.
3. Un rehilete: ver cómo gira puede ayudarte a respirar con más calma y a desacelerar tu ritmo cardiaco.
4. Material artístico como papel, lápices, marcadores o pintura.
5. Un audiolibro o pódcast.
6. Meditaciones en formato audio o video para generar sensación de seguridad y calma.
7. Un utensilio para hacer burbujas de jabón, lo que puede ayudarte a calmar tu respiración.

8. Un libro inspiracional con citas, que te pueden ayudar a animarte y calmarte.

9. Plástico burbuja.

10. Tarjetas con técnicas de relajación. Por ejemplo, una tarjeta con técnicas de respiración, otra con ejercicios de relajación muscular, etc. Estas pueden ser recordatorios para mantener la calma estés donde estés. Cuando encuentres una técnica que te alivie la ansiedad, escríbela en una tarjeta para acordarte de ella.

11. Aceite de cannabidiol. Pero consulta a un médico antes de usarlo.

12. Chicle. Según un estudio, las personas que mascan chicle tienen un nivel de cortisol menos elevado, un nivel de estrés y ansiedad más bajo, un mayor estado de alerta y un mayor rendimiento. Se dice que el chicle también puede mejorar el mal humor y que tiende a mejorar el riego sanguíneo en el cerebro.[24]

13. Una toalla fría. Si puedes, lleva contigo una toalla fría y póntela en la cara cuando notes ansiedad. El frío ayuda a estimular el nervio vago y a activar el sistema nervioso parasimpático. Esto te ayudará a calmar tu cuerpo. También puede ser una buena distracción, y la sensación de frío puede aliviar mucho el calor que provoca la ansiedad.[25]

14. Tarjetas con mensajes tranquilizadores. Escribe esas afirmaciones tranquilizadoras que te ayudan en una tarjeta o en una nota en tu celular. Por ejemplo, «puedo gestionar esto» o «esta emoción pasará».

15. Los aceites esenciales de lavanda, bergamota o incienso son conocidos por aliviar la ansiedad.

16. Un antifaz para los ojos.

17. Un *spinner*.

18. Videos divertidos de YouTube o algo similar.

19. Un frasco con diamantina, que puede favorecer una tranquila estimulación visual.

20. Suplementos de hierbas o vitaminas para la ansiedad como magnesio, GABA, pasionaria, raíz de valeriana, regaliz, *ashwagandha*, rhodiola, ácidos grasos omega-3, vitamina B y L-teanina. Consulta al médico siempre antes de tomar suplementos.

21. Gotas de hierbas o espray nasal.

22. Té caliente. Usa sabores que ayuden a calmar la ansiedad como la manzanilla, la menta, la valeriana, la melisa, la lavanda, la pasionaria, pétalos de rosa o matcha.

23. Una compresa fría. El frío puede disipar los sentimientos disociativos que a menudo aparecen en estados de ansiedad y alivia inmediatamente los altos niveles de cortisol.

24. Un diario en el que escribir los pensamientos negativos o vaciar la mente. También puedes usar el diario para registrar las cosas que más te ayudan a combatir la ansiedad.

25. Una lista con, al menos, una persona de tu red de apoyo, con su nombre y datos de contacto.

26. Una crema con aroma de aceite esencial calmante. Una crema con olor a lavanda genera una sensación de paz y calma.

27. Piedras magnéticas o imanes antiestrés. Son un juguete ideal para tener en la oficina o para llevarlas en el bolsillo por ahí. Son perfectas para calmarte y desestresarte mientras realizas reuniones, viajas o trabajas en casa.

28. Un masajeador pequeño.

29. Música que te relaje o evoque recuerdos felices.

30. Auriculares para aislarte del ruido.

31. Caramelos de menta. Comer caramelos de menta o inhalar productos de aromaterapia de menta ayuda a combatir la fatiga y las náuseas. También te ayuda a centrarte en el momento presente usando los sentidos del olfato y el gusto.

32. Fotografías de personas que te hacen sentir a salvo o de un lugar que te trae recuerdos felices o te relaja.

33. Una bola de nieve de cristal. Contemplarla puede ayudar a calmar la mente.

34. Una goma o pulsera para llevarla puesta o juguetear con ella.
35. Un cubo de Rubik.
36. Un perfume. Su olor te puede devolver al momento presente.
37. Un collar de respiración. Este collar está diseñado para mejorar tu respiración al hacer que tus exhalaciones sean más lentas (esto ayuda a ralentizar el ritmo cardiaco). Consta de un pequeño tubo de metal con una cadena; si notas que te falta el aire o que tu respiración es rápida y entrecortada, respiras dentro del tubo para bajar tu ritmo cardiaco. El tamaño de la apertura del tubo y su conducto de aire están diseñados de forma precisa para soportar la fuerza de tu exhalación.
38. Plastilina.
39. Una bolsita con arena. Tocar arena puede ser increíblemente relajante, y jugar con ella reduce la ansiedad porque hace que te centres más en el momento presente, calma la mente y reduce el estrés, lo que te da un respiro.
40. Un objeto blando.
41. Una pelota antiestrés.
42. Un peluche.
43. Agua. Bebe lentamente y céntrate en las sensaciones que te proporcionan su sabor, olor y temperatura.
44. Una manta gruesa.
45. Juegos de palabras o números, en tu celular o en un cuaderno, para distraer tu mente a corto plazo.
46. Una piedra calmante. Las piedras calmantes son piedras pulidas y suaves, normalmente con una forma ovalada similar a la forma del pulgar, y se usan para aliviar el estrés. Tocar con el pulgar este tipo de piedras reduce el estrés.
47. Hilos para tejer o hacer tejido de gancho.

Aromaterapia

Advertencia: es importante recordar que los aceites esenciales son muy fuertes, de modo que hay que tener precaución al usarlos. No todo el mundo responde de la misma forma a los aceites esenciales. La siguiente información es meramente instructiva y no sustituye la atención médica.

Probablemente te preguntes a qué viene tanto revuelo con los aceites esenciales. Bien, si sientes estrés, ciertos aromas pueden ayudarte a subir el ánimo, a sentirte con más energía y a reducir el estrés y la ansiedad. La aromaterapia es un tratamiento holístico sanador que usa extractos naturales de plantas (aceites esenciales) de un modo medicinal. Algunos estudios han demostrado la eficacia de la aromaterapia para gestionar el dolor, aliviar el estrés e incluso mejorar el sueño.[26]

En un estudio se demostró que la aromaterapia ayudaba a pacientes de cuidados intensivos a sentir menos ansiedad y a tener una actitud más positiva de inmediato. Esto demuestra lo poderoso que es nuestro olfato cuando lo exponemos a la aromaterapia.[27]

Los aceites esenciales se absorben en el cuerpo tanto por los poros de la piel como a través de la inhalación por la nariz. Debido a su potencia, es importante usar tan solo unas gotas de una fórmula diluida de aceites esenciales cuando se apliquen en la piel junto con aceite de coco o aceite vegetal. Cuando el estrés y la ansiedad se presentan a diario por problemas cotidianos, los aceites esenciales pueden ser aquello que necesites para recuperar el equilibrio. Los científicos creen que los aceites esenciales actúan mandando mensajes químicos a distintas partes del cerebro para alterar el estado de ánimo o una emoción. A pesar de que los aceites por sí solos no harán desaparecer todo tu estrés, su aroma puede ayudar a relajarte. Los aceites esenciales conocidos por su efecto relajante son los de lavanda, manzanilla, agua de rosas, bergamota, naranja, salvia, limón, flores de naranjo, rosa y ylang-ylang.[28]

Comprueba la calidad del aceite esencial

Es importante buscar un productor de confianza que confeccione aceite puro sin aditivos. Algunos aceites más caros pueden contener aceite vegetal añadido, lo que es completamente normal. Mira los aditivos para prevenir una posible reacción alérgica. Según la Universidad Johns Hopkins, «hay más probabilidades de tener una mala reacción si tienes dermatitis atópica o si has tenido reacciones a productos de uso tópico con anterioridad. Dado que los aceites esenciales son potentes, la mejor forma de evitar una mala reacción cuando los aplicamos directamente sobre la piel es diluirlos en un aceite vegetal o de coco».[29]

Aunque no es lo más normal, si experimentas una irritación o reacción alérgica (por ejemplo, enrojecimiento, erupciones o urticaria) tras aplicar un aceite esencial, consulta con tu médico. Tanto si usas el aceite de forma tópica o aromática, lo recomendado es empezar usando una o dos gotas. Siempre puedes añadir una gota más cuando estés listo. ¡Recuerda que más vale prevenir que curar! No te pongas aceite esencial en ojos, orejas, nariz u otras zonas sensibles. Puedes aplicar aceite esencial en la mayoría de las zonas del cuerpo, pero ten cuidado con la piel sensible. Podría suceder que la aplicación de aceite esencial sea más efectiva en una zona que en otra.

Compra el aceite esencial adecuado

Lee la etiqueta

Una botella de aceite esencial debería mostrar de forma clara los nombres comunes y en latín de las plantas usadas para elaborar el aceite, una lista de todos los ingredientes de la formulación, y el país en el que creció la planta, así como especificar si es «100% aceite esencial puro». Evita cualquier etiquetaje que diga «aceite aromático» o «esencia aromática». Estos falsos aceites se elaboran con aceites esenciales mezclados con químicos, o están directamente hechos con tan solo productos químicos. HAY QUE EVITARLOS A TODA COSTA. Busca solo frascos que contengan un solo aceite esencial en su forma más pura (100% de aceite esencial sin aditivos).

Investiga a la empresa

Investigar a la empresa antes de comprar es de vital importancia para usar productos que tengan buena reputación y varios años en circulación. Descubre si el productor destila sus propios aceites esenciales. Los mejores son los que estuvieron lo menos alterados posible, lo cual significa que no fueron sometidos a ninguna presión adicional o calor. Esto te garantizará su valor terapéutico.

Comprueba la botella

Cuando quieras comprar un aceite esencial, asegúrate de que el cristal de la botella está oscurecido (o tiene un color ámbar). Esto evita que los aceites se estropeen y los protege de la luz. Es fundamental también que sea de cristal porque los aceites esenciales puros muy concentrados pueden disolver el plástico, lo que corrompería el aceite.

Compara precios

Asegúrate de comparar los precios del aceite que quieras comprar. Algunos aceites puros son caros, dependiendo de su cosecha y producción. Los aceites de rosa o de sándalo son los más caros, y el aceite de naranja dulce, el más barato. Si encuentras un aceite puro caro a un precio muy por debajo de lo normal, seguramente no será el producto real que dice ser.

Cómo usar la aromaterapia

1. Pon una gotita de aceite de lavanda en tu almohada para ayudarte a dormir mejor.
2. Aplica en tu piel crema hidratante que lleve un aceite esencial.
3. Pon dos o tres gotas de tu aceite esencial favorito en un recipiente con unas dos tazas de agua y hiérvelo. Remoja un trapo de algodón, escúrrelo y aplícatelo en rostro y cuello. Guarda el trapo en una bolsa hermética en el refrigerador para usarlo más adelante.
4. Pon una o dos gotas de aceite esencial en un disco de algodón o en un trozo de tela. Inhala su aroma y deja que te invada la paz. Puedes usarlo en los conductos de ventilación del coche, en tu bolsa del gimnasio o en la funda de tu almohada.
5. ¡Pon aceite en un difusor! Los difusores esparcen el aceite esencial por el aire y llenan el espacio con su fragancia natural. Una de las mejores formas de usar un difusor es durante la noche para ayudarnos a dormir mejor. Algunos difusores pueden permanecer encendidos de forma autónoma durante doce horas.
6. Los accesorios de aromaterapia son otra forma de usar aromaterapia a lo largo del día. Hay collares, pulseras y cadenas hechas con materiales especiales absorbentes en los que puedes aplicar el aceite esencial y olerlo durante todo el día.
7. Pon unas gotas de tu aceite esencial favorito en las palmas de tus manos. Coloca las manos en forma de cuenco delante de tu nariz y boca e inhala. Realiza tres respiraciones lentas y profundas. Repítelo tantas veces como sea necesario.
8. Los inhaladores para aceites esenciales son otra forma de inhalar tu aceite esencial favorito. Se trata de unos tubos de plástico portátiles con una mecha que absorbe el aceite

esencial, e incluso algunos llevan una cobertura para preservar el aroma.

9. Usa tu aceite relajante favorito si te dan un masaje. En muchos centros de masajes o *spas* usan aceites esenciales para crear un ambiente relajado.

OTROS ACEITES ESENCIALES QUE PUEDES PROBAR

Prueba el aceite de menta para motivarte y animarte. Además, se sabe que fragancias cítricas como el limón también mejoran el estado de ánimo y proporcionan energía.

Herramientas tecnológicas para calmarse

Descúbrelo todo sobre la tecnología relacionada con la ansiedad y qué tipos de aplicaciones, videos y otros medios de comunicación pueden ayudarte si tienes ansiedad. Esta sección presenta aplicaciones, libros, videos y cursos *online* para la ansiedad que pueden ayudarte en tu camino hacia la sanación.

Las mejores aplicaciones de salud mental

- 10 Percent Happier
- Anxiety Relief Hypnosis
- Aura
- Brain.fm
- Breath Ball
- Breathe+Simple Breath Trainer
- Breathe2Relax
- Breathe to Relax Pranayama App
- Breathly
- Breathwrk
- Breethe
- Buddhify

- Calm
- DARE
- Fabulous: Bienestar y Rutinas
- Fear tools
- HabitBull
- Happier
- Headspace
- HitomiNow
- iBreathe
- INSCAPE
- Insight Timer
- Kardia
- Liberate
- Mind Ease
- Mindshift CBT
- Moodfit
- MoodMission
- Moodnotes
- Moodtools
- MyStrength
- Nature Sounds Relax and Sleep
- Panic Relief
- Personal Zen
- Power of Calm
- PTSD Coach
- Rootd
- Sanvello
- Shine
- Simple Habit
- Simply Being
- Smiling Mind
- Steady
- Stop, Breathe & Think

- Streaks
- SuperBetter
- The Breathing App
- The Mindfulness App
- Wim Hof Method

Las mejores aplicaciones para distraerte

- 1010!
- 2048
- Angry Birds
- Animal Restaurant
- AntiStress Anxiety Relief Game
- Candy Crush
- Colorfy: Juegos de Colorear
- Dots
- Elevate
- Geoguessr
- Homescapes
- Jigsaw Planet
- Lily's Garden
- Nonogram
- Pixel Art
- Simcity
- Six!
- Tetris
- Wordscapes
- Word Search Pro

Las veinticinco mejores lecturas para la ansiedad de Alison

Estos son algunos de mis libros favoritos sobre la ansiedad que, de uno u otro modo, me han ayudado en mi propio camino de sanación o con los pacientes en mi consultorio. Algunos fueron de más ayuda que otros, pero todos me han enseñado algo sobre la sanación holística en algún momento de mi vida.

1. *Anxiety: The Missing Stage of Grief: A Revolutionary Approach to Understanding and Healing the Impact of Loss*, de Claire Bidwell Smith.
2. *Anxiety Happens: 52 Ways to Find Peace of Mind*, de John P. Forsyth y Georg H. Eifert. Traducción al castellano de Beatriz García Alonso, *Convivir con la ansiedad: 52 estrategias para alcanzar la paz mental*, Mensajero, Bilbao, 2020.
3. *Be Calm: Proven Techniques to Stop Anxiety Now*, de Jill Weber.
4. *Dare: The New Way to End Anxiety and Stop Panic Attacks*, de Barry McDonagh. Traducción al castellano: *Pánico afuera: técnica natural que ayudará a detener rápidamente tus ataques de pánico y tu ansiedad general*, Kindle.
5. *Dialectical Behavior Therapy Workbook: The 4 DBT Skills to Overcome Anxiety by Learning How to Manage Your Emotions*, de David Lawson.
6. *Don't Feed the Monkey Mind: How to Stop the Cycle of the Anxiety, Fear, and Worry*, de Jennifer Shannon.
7. *Feeling Better: CBT Workbook for Teens: Essential Skills and Activities to Help You Manage Moods, Boost Self-Esteem, and Conquer Anxiety*, de Rachel Hutt.
8. *Get Out of Your Head: Stopping the Spiral of Toxic Thoughts*, de Jennie Allen. Traducción al castellano de María José Hooft, *Controla tu mente: libérate de los pensamientos tóxicos que te limitan*, Origen, 2020.
9. *How to Be Yourself: Quiet Your Inner Critic and Rise Above Social Anxiety*, de Ellen Hendriksen.
10. *How to Do the Work: Recognize Your Patterns, Heal from Your Past, and Create Your Self*, de Nicole LePera. Traduc-

ción al castellano de Noemí Sobregués Arias, *Sánate: conecta con tu esencia mediante la psicología holística*, Grijalbo, Barcelona, 2021.

11. *Negative Self-Talk and How to Change It*, de Shad Helmstetter.

12. *Retrain Your Brain. Cognitive Behavioral Therapy in 7 Weeks: A Workbook for Managing Depression and Anxiety*, de Seth J. Gillihan.

13. *Rewire Your Anxious Brain: How to Use the Neuroscience of Fear to End Anxiety, Panic, and Worry*, de Catherine M. Pittman.

14. *The Anxiety and Phobia Workbook*, de Edmund J. Bourne. Traducción al castellano: *Ansiedad y fobias: libro de trabajo*, Editorial Sirio, Barcelona, 2016.

15. *The Chemistry of Calm*, de Henry Emmons.

16. *The Highly Sensitive Person: How to Thrive When the World Overwhelms You*, de Elaine N. Aron. Traducción al castellano de Antonio Cutanda Morán, *El don de la sensibilidad: las personas altamente sensibles*, Ediciones Obelisco, Barcelona, 2006.

17. *The Perfectionism Workbook: Proven Strategies to End Procrastination, Accept Yourself, and Achieve Your Goals*, de Taylor Newendorp.

18. *The Power of Now: A Guide to Spiritual Enlightenment*, de Eckhart Tolle. Traducción al castellano de Miguel Iribarren Berrade, *El poder del ahora: una guía para la iluminación espiritual*, Gaia, 2013.

19. *The Relaxation and Stress Reduction Workbook*, de Martha Davis, Elizabeth Robbins Eshelman y Matthew McKay. Traducción al castellano de Marina Rodil, *Cuaderno antiestrés. Ejercicios sencillos para calmar el cuerpo y la mente y acabar con el estrés del día a día*, Kitsune Books, Barcelona, 2020.

20. *The Stress-Proof Brain: Master Your Emotional Response to Stress Using Mindfulness and Neuroplasticity*, de Melanie Greenberg. Traducción al castellano de Vicente Merlo Lillo, *Mindfulness y neuroplasticidad. Para un cerebro a prueba de estrés*, Editorial Sirio, Barcelona, 2018.

21. *The Wisdom of Anxiety: How Worry and Intrusive Thoughts Are Gifts to Help You Heal*, de Sheryl Paul, MA.

22. *Under Pressure: Confronting the Epidemic of Stress and Anxiety in Girls*, de Lisa Damour.

23. *When Panic Attacks: The New, Drug-Free Anxiety Therapy That Can Change Your Life*, de David D. Burns. Traducción al castellano de Alejandro Pareja Rodríguez, *Adiós, ansiedad: cómo superar la timidez, los miedos, las fobias y las situaciones de pánico*, Ediciones Paidós, Barcelona, 2012.

24. *Widen the Window*, de Elizabeth A. Stanley.

25. *Worry Trick: How Your Brain Tricks You into Expecting the Worst and What You Can Do About It*, de David A. Carbonell. Traducción al castellano: *La trampa de la preocupación. Cómo tu cerebro te engaña para esperar lo peor y qué hacer al respecto*, Diana, México, 2017.

Haz tu propio kit para calmarte

Este kit debería constar de objetos tangibles relajantes y formaría parte de tu kit de herramientas para la ansiedad. Recomiendo que contenga varios objetos sensoriales que te ayuden a centrar tu atención en otra cosa que no sea la ansiedad. Por ejemplo, podría haber algo para oler, algo para tocar, algo para observar, e incluso tal vez algo también para degustar. Miniaturas, muestras o utensilios pequeños de viaje te pueden ayudar, sobre todo si viajar te genera ansiedad. Recuerda que es tu kit para mitigar la ansiedad y está diseñado exclusivamente para ti.

Agua

El agua resulta sanadora, entre otras cosas porque disminuye los síntomas del pánico. Todo el mundo sabe que debemos estar hidratados, pero la frescura del agua nos ayuda a sentirnos anclados en el momento presente. Además, puede servir para distraer la atención de la ansiedad. Sorber agua regularmente también es bueno para tener un ritmo respiratorio estable. Incluye una botellita de agua en tu kit que te sirva para acordarte de todas estas cosas.

Objetos tangibles para tocar

Los objetos tangibles como la plastilina, un *spinner* o una pelota antiestrés son buenas distracciones para tus manos. Este tipo de objetos son agradables de tocar y ayudan a que tus músculos se relajen. A su vez, esto puede reducir la ansiedad, al activar el sistema nervioso parasimpático.

Objetos para tus sentidos

Piensa en objetos que puedas añadir a tu kit y que despierten tu sentido del olfato, como un aceite esencial que te guste. Algunos de los aceites esenciales más típicos son el de menta, que ayuda a anclarse, y el de lavanda o rosa, que aportan relajación y tranquilidad. Otro buen objeto sería una vela, ya que es perfecta para concentrarte en tu sentido del olfato y devolverte al momento presente. Usando este tipo de elementos mitigarás la ansiedad y puede que termines asociando los olores a la relajación, lo que aumentaría su eficacia.

Tarjetas con afirmaciones positivas

Crea tarjetas con afirmaciones positivas para tu kit. Puede ser útil escribir tus afirmaciones más sanadoras, y cuando sientas que sobreviene la ansiedad o el estrés, léelas en voz alta.

Cartas de ayuda

Otro elemento que puede ayudarte a mitigar la ansiedad son cartas o tarjetas que recibas de tus amigos y familiares. Puede resultar tranquilizador poder ver tus atributos positivos desde la perspectiva de otras personas. Esto puede ser superútil si tienes tendencia a experimentar emociones intensas con respecto al apego o desapego de los seres queridos en momentos de estrés.

Tarjetas con citas

Este también puede ser un buen elemento para tener una mente y un cuerpo en calma. Incluye tus citas motivadoras favoritas de películas, de libros, de poemas o de cuentas que sigas en las redes sociales.

Libros sanadores

Elige un par de libros de la lista anterior u otros que te hayan servido en tu camino de sanación, e inclúyelos en tu kit. Realiza los ejercicios que hay en ellos o léelos cuando necesites calmarte.

Recuerdos

Puede ser útil incluir fotografías de gente o lugares de los que guardes un buen recuerdo. Esto actúa como un recordatorio de aquellas personas a las que puedes recurrir en momentos de crisis y de que tu vida está hecha de varias cosas, y no solo del estado de ansiedad que puedas estar experimentando en un momento determinado. También puede ayudar a recordarte lo lejos que has llegado y lo lejos que puedes llegar en la vida. La simplicidad del proceso de envejecimiento y la progresión de la vida pueden ayudar a reducir la presión de tener que mejorar y lograr constantemente objetivos, que a menudo son de ayuda en los momentos iniciales de un episodio de ansiedad o estrés.

Frases clave que buscar en internet para calmarte

Escribe estas frases clave en internet y ¡descubre más herramientas para aliviar la ansiedad!

- Herramientas para aliviar la ansiedad.
- Herramientas para aliviar los ataques de pánico.
- Cómo calmarse en un ataque de ansiedad.
- Cómo calmarse en un ataque de pánico.
- Las mejores cosas para calmar la ansiedad.
- Objetos para aliviar la ansiedad.
- ¿Qué significa aliviar la ansiedad?

Objetos en mi kit para aliviar la ansiedad

_____

_____

_____

_____

_____

_____

_____

SEGUNDA PARTE

Trucos mentales para aliviar la ansiedad

5

Háblate a ti mismo

EL EJERCICIO DE LA ESTRELLA DEL ROCK

Es importante que cuando experimentes ansiedad de forma intensa, te hables de una forma diferente. Todo el mundo tiene una «estrella del rock interior» que le ayuda a superar desafíos, pero muchas veces su voz esta silenciada por la ansiedad. ¡Ha llegado la hora de darle voz a esa estrella del rock interior! En un sentido bastante literal, de hecho.

Este ejercicio de la estrella del rock interior está compuesto por cinco textos sanadores que puedes leer y grabar con tu propia voz (o la de alguien que te transmita seguridad) y usarlos como meditaciones guiadas. Los puedes escuchar mientras viajas, paseas o ¡en cualquier momento que lo necesites! Esta técnica de hablarte a ti mismo ayuda a redirigir la mente ansiosa y la lleva de una forma de pensar negativa a una más racional y positiva… en cualquier situación.

Textos

A continuación figuran una serie de textos que puedes usar para llevar a cabo este ejercicio:

- Relajación corporal.
- Respiración.
- El aquí y ahora.
- Lugar feliz.
- Meditación matutina.

RELAJACIÓN CORPORAL
Empieza a leer este texto:

Encuentra una posición sentada cómoda y empieza esta meditación inhalando de forma profunda por la nariz, 2, 3, 4... y luego exhalando por la boca, 2, 3, 4... Aprovecha para cerrar los ojos y centrarte en las sensaciones de tu cuerpo e inhala de nuevo profundamente, 2, 3, 4... y luego exhala, 2, 3, 4...

Cuando tu cuerpo empiece a relajarse y sientas que el estrés se va alejando, deja caer tus hombros hacia delante... y luego hacia atrás. Repítelo una vez más... deja caer tus hombros hacia delante... y luego hacia atrás.

Concéntrate en tus sensaciones corporales e inhala de nuevo profundamente por la nariz, 2, 3, 4... y luego exhala por la boca, 2, 3, 4...

Luego estira tus brazos hacia arriba y abre bien las manos. Separa bien los dedos y estira los brazos hacia arriba tanto como puedas...

Ahora relaja las manos y baja los brazos...

Concéntrate en tus sensaciones corporales e inhala de nuevo profundamente por la nariz, 2, 3, 4... y luego exhala por la boca, 2, 3, 4...

Ahora deja que tus hombros se relajen y bájalos, lejos de las orejas...

Relaja la mandíbula, dejando que esta baje un poco... y separa la lengua del paladar... Intenta que los dientes de arriba no toquen los de abajo.

A medida que te sumerges en un estado de tranquilidad, siente cómo tu cuerpo se aquieta... Inhala profundamente por la nariz, 2, 3, 4... y luego exhala por la boca, 2, 3, 4...
Repítete:
Mi cuerpo está seguro aquí... en este momento.
Mi cuerpo está seguro aquí... en este momento.
Mi cuerpo está seguro aquí... en este momento.
Soy más fuerte de lo que creo y saldré de esta.
Soy más fuerte de lo que creo y saldré de esta.
Soy más fuerte de lo que creo y saldré de esta.

Inhala profundamente, 2, 3, 4... y exhala, 2, 3, 4...

Creo en mí y en mi respiración.
Creo en mí y en mi respiración.
Creo en mí y en mi respiración.
Estará todo bien. Necesitas esto. Simplemente respira.
Estará todo bien. Necesitas esto. Simplemente respira.
Estará todo bien. Necesitas esto. Simplemente respira.

Simplemente siente la calma y la paz en este momento. Ahora mismo... mi cuerpo es amor... mi cuerpo está en paz... mi cuerpo está descansando... Inhala profundamente una vez más por la nariz, 2, 3, 4... y exhala por la boca, 2, 3, 4...

RESPIRACIÓN
Empieza a leer este texto para relajarte:

Ahora, tómate un instante y date la bienvenida a este momento, y céntrate en el aquí y en el ahora... Felicítate por encontrar un rato para estar presente y vagar por un espacio seguro y tranquilo en tu mente.
Empieza comprobando cómo estás y el ritmo de tu respiración. Inhala profundamente por la nariz y cuenta hasta cuatro, aguanta a la cuenta de dos y exhala por la boca contando hasta siete. Siente cualquier sensación y rigidez en el cuerpo, así como el estado aními-

co en el que te encuentras. Siente tus emociones; sé consciente de lo que sientes y simplemente observa. Sea lo que sea que estés sintiendo en este momento, es válido. Estás a salvo de estos sentimientos. Trae a la conciencia y reconoce lo que sientas.

Ahora céntrate en tu respiración. Presta atención a tu respiración mientras tu abdomen se infla al inhalar y se desinfla al exhalar. Estás a salvo en este momento. Estás con vida y respirando en este momento. Inhala lentamente por la nariz contando hasta cuatro y luego exhala por la boca contando hasta siete. Al recuperar la respiración normal y natural, nota cómo se infla y se desinfla tu estómago. Estás a salvo en este momento. Si tu mente se ha distraído, muéstrate compasión y amabilidad, y simplemente observa esta distracción y vuelve a centrarte en la respiración.

A medida que te vayas sumergiendo en este estado de calma en cuerpo y mente, puede que experimentes pensamientos ansiosos, preocupaciones o miedos… Recuerda que son solo pensamientos, preocupaciones o miedos, y que no pueden hacerte daño. En este momento estás a salvo… aquí y ahora.

Ralentiza la respiración y céntrate en ella… Inhala y exhala. Ahora céntrate en el cuerpo y en las sensaciones, pensamientos y emociones que estás experimentando. Ante cualquier sentimiento o sensación en el cuerpo o la mente, simplemente reconoce su existencia, sin juzgar.

Simplemente sigue mi voz, y si te vienen pensamientos, no te preocupes, simplemente regresa a la respiración. Permítete estar en quietud y en calma. Siente la relajación en todo el cuerpo. Céntrate en tu cuerpo y date cuenta de lo importante que es la quietud total.

A medida que inhalas por la nariz y exhalas por la boca, concéntrate en el movimiento de tu estómago. Presta atención a cuando tu estómago se infla y de desinfla suavemente. En cada respiración, nota cómo el estómago se expande, inhalando… y exhalando.

Ahora pon tu atención en tu pecho. Con cada respiración, observa cómo este se eleva y desciende suavemente. Concéntrate en la respiración y sigue permitiéndote estar en paz.

A medida que aprendemos que las cosas simplemente son lo que son, descubrimos que nuestros miedos son tan solo una fantasía que hicimos de la realidad. Ahora mismo, en este preciso momento, nada te puede hacer daño. Te encuentras donde debes estar.

El aquí y ahora
Empieza a leer este texto para relajarte:

Empieza esta meditación realizando tres respiraciones profundas, inhalando por la nariz… y exhalando por la boca…

Inhala… 1, 2, 3, 4
Exhala… 1, 2, 3, 4
Inhala… 1, 2, 3, 4
Exhala… 1, 2, 3, 4
Inhala… 1, 2, 3, 4
Exhala… 1, 2, 3, 4

Mira a tu alrededor y usa tu sentido de la vista para concentrarte en cinco cosas que puedas ver. ¿Cuáles tres formas distintas puedes identificar? Mira a tu alrededor y describe los colores que percibes.
Luego… localiza cuatro cosas de tu entorno que puedas tocar. ¿Qué textura notas cuando las tocas? Recorre acariciando suavemente con tus dedos la parte interna de tu brazo.
Siente el aire en tu piel. Camina con los pies descalzos por la hierba y observa lo que sientes en ellos. Toma conciencia de tu ropa y de cómo la nota tu cuerpo. ¿Qué textura tienen tus pantalones y tu camiseta? Cálida, fría, áspera, dura, suave… hay tantas texturas distintas…
Luego inhala profundamente… 2, 3, 4… y exhala… 2, 3, 4.
Ahora cierra los ojos si puedes y busca tres cosas que puedas oír. Puede ser cualquier tipo de ruido externo. Tal vez oigas coches, ruidos estomacales, el viento soplando o gente hablando. Sea lo que sea, céntrate en tres cosas que oigas fuera de tu cuerpo.

Inhala profundamente de nuevo… y luego exhala lentamente por la boca.

Ahora céntrate en el sentido del olfato y describe dos cosas que puedas oler. No pasa nada si necesitas desplazarte para ir a buscar un aroma. Tal vez puedas oler una vela encendida, el jabón del baño, la ropa recién lavada o el aire exterior.

Ahora céntrate en tu sentido del gusto. ¿Hay algún sabor particular en tu boca? ¿Qué sabor encuentras dentro de tu boca? ¿Chicle, menta, café, otro sabor? Si es posible, busca algo pequeño, como una pieza de chocolate o de fruta y céntrate en su sabor. ¿Es dulce, amargo o ácido? Simplemente nota cómo responden tus papilas gustativas.

Mientras inhalas profundamente… 2, 3, 4… y exhalas… 2, 3, 4… recuérdate que estás a salvo ahora mismo… en este preciso momento. Estás con vida y estás respirando.

LUGAR FELIZ

Empieza a leer el siguiente texto para relajarte:

Empieza esta meditación inhalando profundamente por la nariz mientras cuentas hasta cuatro y exhalando por la boca a la cuenta de siete. Presta atención a tus pensamientos; observa cómo surgen y cómo vas dejando que se alejen… Tu cuerpo se está relajando y tu respiración es más pausada y calmada.

Lo único que tienes que hacer en este momento es respirar y escuchar… tan solo respirar y escuchar… Concéntrate en tu respiración y en cómo tu estómago se eleva al inhalar y desciende relajado al exhalar… Siente cómo tu cuerpo se va relajando cada vez más y permite que tus pensamientos se ralenticen… Tus extremidades se aflojan y tu mente se calma…

Ahora, si puedes, cierra los ojos. Si no puedes, está perfecto también. Tan solo nota tu respiración e inhala profundamente por la nariz contando hasta cuatro y luego exhala por la boca contando hasta siete… Permítete relajarte completamente.

Ahora, mientras sigues respirando, usa tu imaginación y encuentra una imagen feliz en tu mente... Visualízate en este lugar feliz. Puede ser un sitio en el que ya hayas estado, o un lugar que hayas creado en tu mente... Es un lugar lleno de calma interior y paz... y totalmente libre de ansiedad... Tan solo visualízalo e imagínalo mientras respiras y escuchas.

Deja que tu respiración profunda entre en tu estómago y este se infle al inhalar y se desinfle al soltar el aire.

Imagínate en tu lugar feliz, en ese entorno acogedor y cómodo que te hace sonreír. A tu alrededor están todas las cosas que traen alegría y paz a tu vida. Tómate unos momentos para crear esta escena en tu mente. ¿Qué ves? ¿Qué colores percibes? ¿Quién está contigo en este lugar? O tal vez solo estás tú, y es igual de maravilloso.

Visualiza este lugar y obsérvalo con nitidez en tu mente. Es un lugar precioso, ¿verdad? Eres feliz. Tienes salud. Estás a salvo.

Inhala profundamente y, al exhalar, déjate sentir todavía más comodidad y relajación. Inhala lentamente contando hasta cuatro... y al exhalar, déjate sentir la alegría y la paz que desprende tu lugar feliz. Permítete sentir una relajación total. Permítete sentir totalmente en paz. Ríndete totalmente. Sé consciente de que te encuentras en un lugar seguro, libre de ansiedad... y que nada puede hacerte daño.

Visualiza realmente este lugar... céntrate en cuerpo y alma en este recuerdo. Piensa en cada detalle. Recuerda que en el futuro, cuando empieces a experimentar ansiedad, puedes simplemente cerrar los ojos, realizar una respiración profunda y permitirte sonreír y recordar este lugar feliz y libre de ansiedad que creaste para ti.

Ahora, mientras experimentas esa sensación de paz y alegría, inhala profundamente... y al exhalar, escucha el sonido de tu respiración... cómo entra y sale... recuérdate que estás a salvo en este momento y que tu lugar especial es seguro. La ansiedad ya no vive aquí...

Cuando sientas que es el momento, simplemente empieza a mover los dedos de los pies y de las manos... Lentamente, abre los ojos, sonríe y tan solo siente tu respiración...

Conecta contigo... ¿Qué sientes? Piensa en este lugar feliz en cualquier momento en que empieces a experimentar ansiedad y usa esta meditación en cualquier momento en que quieras relajarte profundamente. Escucha y respira...

Disfruta de tu día...

Meditación matutina

Empieza a leer el siguiente texto para relajarte:

Cuando hoy abras los ojos, tómate un momento para inhalar nueva energía y exhalar la vieja. Revitalízate, incluso si aún no has despertado del todo. Hoy es un día lleno de nuevas posibilidades.

Cada mañana que te levantas es una mañana en la que vas a elegir cómo pasar el día... en la que eliges con qué mentalidad lo afrontarás...

Esta mañana puede que esté llena de desafíos, la vida está llena de adversidades... pero puedes superarlas...

Ahora quiero que observes cómo estás y escuches mientras realizas una respiración profunda.

Si ves que estás teniendo pensamientos que contienen juicios sobre ti mismo o sobre los demás, observa cómo puedes soltar estos juicios al transformarlos en validaciones.

Si, por ejemplo, te viene el pensamiento de «soy un fracaso», transfórmalo en una validación y piensa y di en voz alta: «El progreso y el cambio requieren tiempo y práctica. Escojo ser paciente y mostrarme compasión ahora mismo».

Asegura a tu mente y a tu cuerpo que estás yendo por el camino correcto hacia la sanación. Confía en que lo mejor está por llegar. La vida está llena de posibilidades y debes ser consciente de tus pensamientos, elecciones y acciones para diseñar el tipo de día que quieres y mereces... a pesar de que pueda haber momentos frustrantes.

Al empezar el día, piensa en todo por lo que sientes agradecimiento. Realiza una respiración profunda y céntrate en tres cosas por las que des las gracias en este momento. La gratitud genera alegría y calma la mente. ¿Cuáles tres cosas te hacen sentirte confortable? ¿Cuáles tres cosas te traen paz? ¿Cuáles tres cosas te hacen sentir a salvo?

Inhala profundamente… 2, 3, 4… Y exhala… 2, 3, 4…

Hoy es un nuevo día, y un nuevo día trae nuevas posibilidades. Pregúntate: «¿Cómo me quiero sentir hoy? ¿Cómo puedo sacarle el máximo de provecho al día?». Repítete: «El inicio de este nuevo día es un recordatorio de que yo tengo el control».

Inhala profundamente… 2, 3, 4… Y exhala… 2, 3, 4…

Al centrarte en tu respiración, elige un propósito para el día y completa esta afirmación: «Tengo la intención de…». Tal vez el propósito sea amar más, soltar cosas, sentir sosiego o simplemente estar.

Al empezar este nuevo día, piensa en todas las cosas que quieres dejar ir. ¿Puedes elegir una cosa de la que te quieras desprender hoy? ¿Tal vez sean sentimientos acerca de tu poca valía? ¿Preocupación? ¿Dudas? ¿Enfado? ¿Culpa?

Sea lo que sea, recuerda que estás de tu lado, y que hoy mereces amor. Que hoy tú tienes el control.

LIBÉRATE DE LA NEGATIVIDAD: USA EL DIÁLOGO INTERNO PARA SALIR DE LA ESPIRAL DE NEGATIVIDAD

Luchar contra la ansiedad implica que tal vez tengas que enfrentarte a patrones de pensamiento negativos e intrusivos. Esta espiral de negatividad puede ser paralizante y constituir una amenaza constante. Muchas veces, este tipo de patrón de pensamiento está relacionado con un diálogo interno hipercrítico, que conduce a un estrés crónico y, a la larga, nos pone en riesgo de padecer una enfermedad mental y física. Nuestro crítico interior puede crear falsas creencias sobre nosotros mismos que influyen en nuestra autoestima, en la confianza en nosotros mismos y en la calidad de nuestras relaciones. Este tipo de diálogo interno negativo actúa como una forma de autocastigo que nos hace sentir que no servimos para nada, que somos estúpidos, que no valemos nada y que somos un fracaso. Por algún motivo, no nos supone absolutamente ningún problema hablarnos así, pero jamás se nos ocurriría hacerlo con un amigo o ser querido.

¿Y si rompemos con este círculo negativo? En primer lugar, tienes que ser consciente del diálogo interno que está consumiendo tu mente. Luego, analizar estos pensamientos de forma racional y sustituirlos por otros más saludables y realistas. Recuerdo que no es fácil realizar este trabajo por tu cuenta. Como siempre, si la ansiedad afecta a tu día a día, por favor, pide ayuda a un terapeuta de tu zona.

Técnicas de diálogo interno

Afirmaciones

Una afirmación es una frase corta y potente que te permite controlar conscientemente tus pensamientos. Muchas de las cosas que normalmente decimos y pensamos sobre nosotros mismos son negativas, lo que no nos genera buenas experiencias. Para realmente cambiar nuestra vida y sanar tenemos que trabajar en reprogramar nuestra forma de hablarnos y de pensar desde un patrón positivo.

Una afirmación es una frase cuidadosamente construida para impactar en nuestro estilo de vida diario. Cuando usas afirmaciones, se convierten en pensamientos que moldean tu realidad. Algunas investigaciones demuestran que tenemos alrededor de 6200 pensamientos conscientes al día, y si padeces ansiedad, es muy probable que muchos de ellos sean negativos.[30] La mente tiene tendencia a centrarse en lo negativo y repetírselo como un disco rayado. Ser capaz de pensar conscientemente de forma positiva puede ser de ayuda para controlar los pensamientos negativos que siempre acechan.

Louise Hay, una de las sanadoras más influyentes y pioneras en el ámbito de las afirmaciones, dedicó toda su vida a enseñar a los demás cómo usar afirmaciones para sanar. Hay dice que «una afirmación abre la puerta. Es el inicio de un camino para el cambio al elegir conscientemente las palabras que ayudarán a eliminar algo de tu vida o a crear algo nuevo en tu vida».[31]

Cuando usas afirmaciones de forma activa, le estás diciendo a tu subconsciente: «Asumo la responsabilidad y soy consciente de que hay algo que puedo hacer para cambiar». Cualquier pensamiento que tengas y toda palabra que pronuncias son afirmaciones. Nuestro diálogo interno es una sucesión de afirmaciones. Estás afirmando y creando tus experiencias vitales con cada palabra y pensamiento.

Recuerda que lo que piensas es lo que crees. Tu sistema de creencias, resultado de un patrón de pensamiento que debiste haber aprendido siendo niño, puede servirte positiva o negativamente. Los patrones de pensamiento negativos pueden limitar tu capacidad para generar cosas que deseas. Las afirmaciones pueden ayudarte a observar tus pensamientos más de cerca y empezar a eliminar los que generan experiencias vitales que no deseas.

CUÁNDO USAR LAS AFIRMACIONES

No hay un momento correcto o incorrecto para usar afirmaciones; pero según algunos expertos, resulta más beneficioso usarlas por la mañana.[32] Realizar afirmaciones por la mañana te da la oportunidad de empezar el día de forma eficaz, con un estado mental positivo. Las afirmaciones matutinas también pueden ayudarte a liberarte de la negatividad y a mantener tu mente alejada de las dificultades con las que puedas encontrarte. Es importante seguir usando afirmaciones constantemente a lo largo del día para mantener un buen estado mental. Una forma de crear una práctica de afirmaciones efectiva es escribir estas frases en una tarjeta o pósit y colocarlo en un sitio donde puedas verlo fácilmente (por ejemplo, en el espejo del baño, en un interruptor o en el refrigerador).

Cómo realizar afirmaciones con éxito

1. Escribe tus afirmaciones usando el tiempo verbal presente. Escribe afirmaciones sobre tu vida como si ya tuvieras lo que deseas. Esto ayuda a tu mente a visualizar el resultado. Por ejemplo, puedes decir: «Tengo una vida abundante, llena de amor y alegría» en vez de «encontraré el amor de los demás y aportaré alegría».
2. Haz afirmaciones simples. Es más fácil que recuerdes una afirmación corta porque lo breve, si bueno, dos veces bueno.
3. No uses palabras negativas, solo positivas. No uses elementos negativos en tu afirmación. En vez de decir «no me diré cosas feas sobre mí mismo», puedes decir: «Me acepto por todo lo que soy y lo que valgo».
4. Haz que tenga significado. Asegúrate de que tu afirmación signifique algo para ti. Asegúrate de que las afirmaciones te digan algo y tengan distintos niveles de significado.

A continuación figuran algunos ejemplos de afirmaciones que pueden ayudarte en ciertas situaciones que pueden generar ansiedad cuando estás fuera de casa.

Diálogo interno tranquilizador básico
Muchas de las cosas que nos decimos a nosotros mismos cuando experimentamos ansiedad, en realidad, no hacen más que generar aún más ansiedad. Dite a ti mismo afirmaciones tranquilizadoras como:

> Este sentimiento pasará.
> Lo superaré.
> Ahora mismo estoy a salvo.
> Ahora tengo ansiedad, pero pronto me calmaré.
> Puedo notar cómo mi ritmo cardiaco se ralentiza.

Diálogo interno en...

Restaurantes

En este momento estoy a salvo.

Este sentimiento es temporal... pasará.

Puedo tomarme todo el tiempo que necesite para comer, y los demás lo entenderán.

Puedo hacer cosas difíciles que mi ansiedad me dice que no puedo hacer.

Estás en tu propia mesa y tienes el control.

Si necesitas usar el baño, hazlo.

Puedo elegir concentrarme en lo que estoy comiendo y en quienes me acompañan.

Relájate y recuerda que lo estás haciendo genial.

Soy más fuerte de lo que piensas.

Puedo sentir ansiedad y aun así manejar la situación.

No tengo ningún compromiso con este restaurante. Si necesito tomar aire fresco, salgo y respiro.

Puedo manejar la situación paso a paso.

El consultorio del médico

Elijo estar aquí. Ocurra lo que ocurra, soy lo suficientemente fuerte como para superarlo.

En este momento preciso estoy a salvo y tengo fuerza.

Ya sobreviví antes, y sobreviviré ahora.

Soy más fuerte de lo que pienso y saldré de esta.

Está bien que ir al médico me ponga nervioso. Es una reacción normal.

Creo en mí y creo en mi respiración.

Todo saldrá bien. Necesitas esto. Tan solo respira.

El médico está aquí para ayudarme. No es peligroso.

Puedo hacer cosas difíciles que mi ansiedad me dice que no puedo hacer.

Si fuera a suceder algo, estoy en el mejor sitio posible.

El coche

Confío en este trayecto y creo que llegaré bien a mi destino.

Esto no durará siempre.

Puedo hacer cosas difíciles que mi ansiedad me dice que no puedo hacer.

Pronto terminará y estaré a salvo.

Puedo detenerme si lo necesito.

La ansiedad es incómoda, pero no es peligrosa. La trataré con amabilidad. ¡Lo tengo controlado!

Puedo escuchar mi pódcast o canción favorita en el coche para ayudarme a recomponerme.

Ahora, en este preciso momento, estoy bien.

Si no puedo girar, puedo dar la vuelta y tomarme mi tiempo.

Puedo hablar con otros conductores si los hubiera. «¡Hola, el del coche azul! No te había visto. Colócate delante de mí».

No estoy en peligro. Pronto llegaré a donde quiero ir.

Eventos sociales

Puedo abandonar la sala o darme un respiro si no me siento a gusto.

Soy amable y abierto. Me centraré en conectar en vez de en corregir.

Estoy a salvo y nadie puede hacerme daño.

Lo tengo controlado. Puedo superar esta situación y me sentiré bien después de hacerlo.

Todo esto es temporal.

Puedo sentir mi respiración e ir al baño si necesito un respiro.

Estoy a salvo y soy querido.

Todo el mundo aquí seguramente está pensando en sí mismo, y no en mí.

No estoy solo. Hay otras personas aquí como yo.

La gente que hay aquí no me está mirando. Puedo relajarme y ser mi mejor versión.

Está bien sentirme de una forma determinada. Mis sentimientos son válidos, pero no me controlan.

Eventos familiares

Yo tengo el control, y este sentimiento es temporal. Estoy bien.

Estar con la familia es incómodo, pero lo puedo manejar.

Puedo sentir ansiedad y aun así manejar la situación.

Tan solo respira. Puedo hacer esto.

Estoy tranquilo, estoy a salvo.

Inhalo calma y relajación, y exhalo miedo.

Mi familia no me define. Soy una persona valiosa.

Soy una persona única, bella e importante. Soy suficiente.

Estoy haciéndolo lo mejor que puedo.

Para y respira. Esto lo puedo hacer.

Trabajo

Ahora esto parece que te supera, pero irá todo bien y pronto podrás estar a solas.

Lo tengo controlado. Tan solo recuerda respirar.

Este trabajo no es el único que puedo realizar.

Soy humano y es normal que me preocupe por el trabajo.

Este sentimiento no durará siempre.

Mis pensamientos solo son pensamientos. ¡No tienen poder!

Si lo necesito, puedo excusarme e ir al baño y realizar algunas respiraciones profundas.

Recuerda que hacer algo es mejor que hacerlo perfecto.

Estoy a salvo. Nada me hará daño.

Soy capaz. Soy suficiente. Puedo cometer errores y aun así seguir siendo lo suficientemente bueno.

No es la primera vez que me siento así… recuerda que todo pasará.

Supermercado

Ahora mismo no estoy en peligro. Ahora mismo estoy a salvo.

Sé qué cosas necesito, y puedo con esto.

Mis pensamientos son solo pensamientos. No siempre son ciertos o están basados en hechos.

Aprenderé de esta experiencia, incluso aunque ahora sea difícil de entender.

Esto es difícil e incómodo, pero solo es temporal.

Puedo elegir considerar este reto como una oportunidad.

Siempre puedo recurrir a mis habilidades para manejar la presión y superar esta situación.

A la hora de dormir

Mañana será un nuevo día lleno de nuevas oportunidades.

Estoy a salvo en mi cama en este preciso momento.

Mis preocupaciones hoy no cambian el resultado de lo que pasará.

Estos son solo pensamientos que tratan de asustarme… no tienen ningún poder.

Esto pasará, como siempre.

Recuerda respirar.

Siempre puedo escuchar un relato para dormir o un pódcast para distraer mi mente.

Llegará la mañana y podré empezar de nuevo.

Me siento querido.

Superé este día y mañana será un nuevo día.

Estoy a salvo. Estoy relajado. Descansaré para sentirme lo mejor posible.

Pensaré en mi lugar feliz o en mi recuerdo preferido y lo describiré detalladamente.

No pasa nada si hoy no duermo mucho. Mañana tendré otra oportunidad.

ACTIVIDAD SANADORA EXTRA

Escribe a continuación las afirmaciones que más te ayudan:

1. _____

2. _____

3. _____

4. _____

5. _____

ACTIVIDAD PARA SEGUIR TRABAJANDO

Escribe tus afirmaciones favoritas en una tarjeta que puedas llevar contigo o una nota en el celular. Echa un vistazo a la lista en cualquier momento que sientas que la situación te supera y recuérdate a ti mismo, y a tu cerebro, que lo tienes controlado.

CAMBIA TU DIÁLOGO INTERNO NEGATIVO

El diálogo interno negativo o las afirmaciones negativas pueden resultar muy destructivas y añadir más estrés y desesperanza. Este tipo de diálogo interno negativo puede conducir a los pensamientos intrusivos de tipo «¿y si…?» y a miedos sobre lo que «podría pasar». Este tipo de diálogo interno también se conoce como «crítico interno», que es una vocecita en nuestro interior que dice: «¡No puedo manejar esta situación!» o «¡esto es imposible de conseguir!». Las afirmaciones limitantes son especialmente dañinas porque incrementan tu propensión a la depresión, así como el estrés en cualquier tipo de situación. Entonces, ¿cómo podemos cambiar este hábito? ¡Sigue leyendo para descubrirlo!

1. Aprende a reconocer cuando tienes un pensamiento negativo.

2. Comprométete a detenerlo.
   - Di «para» en voz alta cuando tengas un pensamiento irracional y recuérdate a ti mismo que un pensamiento tan solo es un pensamiento. No tiene poder.
3. Pregúntate lo siguiente:
   - ¿Este pensamiento es real? ¿Qué pruebas tengo de que lo que pienso es realmente verdad? ¿Qué pruebas tengo que lo refutan?
   - ¿Este pensamiento me está ayudando? ¿Puedo encontrar un pensamiento más racional?
   - ¿Qué le diría a un amigo en esta situación?
   - ¿Hay otro modo de ver esta situación? ¿Cuáles serían otros puntos de vista?
   - ¿Qué es lo peor que podría pasar? ¿Qué es lo más probable que suceda? Si pasara lo peor, ¿cómo lo superaría?
   - ¿Qué herramientas tengo que pueda usar ahora para cambiar mi forma de pensar?
4. Sustituye los mensajes negativos que te estás diciendo por otros más realistas para evocar emociones más agradables y que te ayuden.

AFIRMACIONES

TUS CINCO MEJORES AFIRMACIONES SANADORAS

1.

2.

3.

4.

5.

Situación que genera ansiedad

_____

Frases de un diálogo interno negativo

_____

Frases realistas o pensamiento que me ayuda a manejar la situación

TRABAJAR CON EL ESPEJO

Louise Hay afirma:

> El espejo te devuelve los sentimientos que tienes sobre ti mismo. Hace que inmediatamente seas consciente de cuándo estás oponiendo resistencia y cuándo estás fluyendo y tienes una actitud abierta. Muestra con claridad qué pensamientos necesitarás para cambiar si deseas una vida satisfactoria y feliz.[33]

Dicho de otro modo, no te puedes esconder cuando estás delante de un espejo. Cuando estamos delante de un espejo, podemos entrever la íntima (y a veces dolorosa) relación que mantenemos con nosotros mismos. Según Hay, si te pones frente al espejo y te hablas con amabilidad, te conectas más con tu ser interior y desarrollas más autoestima, más autocuidado y una conexión más compasiva e indulgente contigo mismo. Al principio, trabajar con el espejo puede resultar raro e incómodo, pero es uno de los métodos sanadores más efectivos que he encontrado para aprender a quererte y a ver el mundo como un lugar seguro y amoroso.

El ejercicio del espejo

Al trabajar con el espejo, nuestro crítico interior sale a la superficie, pero no pasa nada. Si aprendes más cosas sobre tu crítico interior, podrás empezar a cambiar tu patrón de pensamiento negativo y a usar afirmaciones positivas para echar a ese criticón y ¡reconocer que eres una persona maravillosa! Cuando usas afirmaciones trabajando con el espejo, rediriges las creencias limitantes que puedan estar haciéndote sentir que no vales.

Consejos técnicos

- Trata de realizar este ejercicio en privado, para que no te moleste nadie.
- Procura dedicar al menos cinco minutos al día a trabajar con el espejo.
- Usa afirmaciones que sientas que son verdad. (Aunque solo el 1% de ti crea que esa afirmación es verdad, ¡úsala!).

Ejercicio del espejo

1. Ponte delante de un espejo en tu casa entre dos y cinco minutos.
2. Mírate a los ojos y no desvíes la mirada.

3. ¿Qué tipo de emociones experimentas? Puede que te sientas raro, avergonzado, emotivo, inquieto... puede que notes cómo algunos pensamientos críticos van abriéndose camino. ¿Por qué? Por el crítico interno... pero ¡no lo dejes! No pasa nada si estás emotivo; deja que pase lo que tenga que suceder.

4. Tras cinco minutos, escribe en un diario cualquier pensamiento o emoción que haya surgido. ¿Ha habido alguna experiencia destacable?

5. Mientras sigues realizando el trabajo con el espejo, podría ser de ayuda trabajar estas emociones con un terapeuta.

ACTIVIDAD SANADORA EXTRA

Practica diciéndote estas afirmaciones a ti mismo en el espejo todos los días:

- Estoy muy orgulloso de ti.
- Te acepto tal y como eres.
- Soy una bella persona.
- Te apoyo.
- Confío totalmente en ti.
- Merezco amor.
- Soy suficiente.
- Te quiero.
- Te aprecio.

Horario para el ejercicio del espejo

Practicar con el espejo a diario es una de las cosas más sanadoras que puedes hacer si quieres tener una vida con amor propio y paz interior. ¡Haz una cruz en el recuadro cada vez que realices el ejercicio con el espejo!

HORARIO PARA EL EJERCICIO DEL ESPEJO

	Mañana	Mediodía	Tarde
Lunes			
Martes			
Miércoles			
Jueves			
Viernes			
Sábado			
Domingo			

CAPÍTULO
6

Visualización: recupera el control con tu imaginación

La visualización es otra potente herramienta que puede ayudarte a activar el sistema nervioso parasimpático y liberar estrés. La visualización usa técnicas del imaginario mental que pueden ayudarte a reducir el estrés y a lograr un estado mental más relajado. Cuando sientes ansiedad o sufres un ataque de pánico, puede que tus pensamientos divaguen y tiendas a centrarte en lo peor. Esto solo potencia el miedo. Los ejercicios de visualización ayudan a ampliar tu capacidad de descansar y relajarte, centrando tu mente en imágenes más tranquilizadoras y serenas. De un modo parecido a cuando fantaseamos, la visualización se lleva a cabo usando la imaginación.

¿Cómo puede aliviar una visualización la ansiedad?

Cuando sientes pánico, tus pensamientos divagan y tu mente puede centrarse solo en lo que te preocupa en ese momento. Tu mente se aferra a lo peor que podría pasar, saca conclusiones precipitadas y se centra solo en los resultados negativos. Esto aumenta tu sensación de miedo. Cuando practicas la visualización, tu cerebro pasa a un estado más descansado y relajado, al centrarse en imágenes tranquilizadoras y serenas. Las técnicas de visualización se pueden considerar un tipo de meditación guiada o de ejercicio de imaginación guiada.

Este tipo de meditación guiada puede ser un elemento de distracción que ayuda a desviar la atención de las personas de aquello que les estresa en este momento y a centrarse en otra cosa. Esencialmente, es una sugestión no verbal para que el cuerpo y el inconsciente imaginen un entorno plácido, seguro y relajante como si fuera real. Este tipo de escenas son un recurso del que echar mano cuando empezamos a sentir ansiedad; de este modo, recuperas recuerdos y sensaciones que hayas tenido en prácticas guiadas de este tipo.

Uno de los principales objetivos de esta práctica guiada es ayudar a la gente a aprender cómo desprenderse de sus mentes obsesivas y cultivar una imagen relajada que resulte fácil de observar. Se trata de un tipo de relajación o meditación que implica pensar intencionadamente en un lugar tranquilo y concentrarse en los pequeños detalles para calmar la mente.

Cuando piensas en una situación estresante o que da miedo, tu cuerpo y tu mente se ponen en tensión, tu ritmo cardiaco se acelera, y puede que sientas agitación y estés fuera de control. Si centras más tu atención en una imagen agradable, tu mente y tu cuerpo se calmarán. Puede que sientas menos tensión en tu musculatura y que tengas la mente más tranquila.

Esta práctica guiada permite que tu mente se centre en el presente y uses tu imaginación para ayudarte a manejar mejor el estrés y la ansiedad. Sabemos que nuestros pensamientos afectan al modo en que sentimos, lo que a su vez puede alterar mucho nuestro bienestar. Algunos estudios han demostrado que la visualización de imágenes positivas y que transmiten seguridad durante un momento de adversidad no solo puede mejorar nuestra capacidad para manejar el estrés, sino también nuestra salud física, en especial el síndrome del intestino irritable.[34]

Vamos a tomarnos unas «vacaciones mentales». Es hora de relajarse y escaparse de los quehaceres cotidianos. Esto significa que es hora de rediseñar nuestros patrones de pensamiento y crear unos nuevos en nuestro cerebro. Algunas investigaciones muestran que realmente puedes reprogramar tu cerebro gracias a la plasticidad neuronal, también conocida como neuroplasticidad.[35] Esto significa que se pueden crear nuevas conexiones neuronales en el cerebro realizando ejercicios mentales que refuercen los hábitos saludables, como los ejercicios de visualización.

La visualización introduce imágenes y relatos agradables en el inconsciente, reduciendo la ansiedad. Lo que ocurre es que, en vez de que tu mente ansiosa divague por donde le dé la gana, activamente centras tu atención en imágenes relajantes en tu mente. Si entrenas a tu cerebro a centrarse en experiencias pasadas positivas y visualizas repetidamente entornos tranquilizadores, puedes reforzar estas conexiones neuronales y debilitar otras. Después de algunos pocos días, puedes empezar a sentir alivio porque tu práctica mental se está convirtiendo en un hábito diario saludable. Trata de dedicar unos diez o quince minutos al día a tu ejercicio de visualización preferido.

Textos para visualizaciones

Como en el ejercicio de la estrella del rock interior del capítulo cinco, este ejercicio está concebido para que lo grabes con tu propia voz (o la de alguien que te transmita seguridad y que tenga una voz relajante) y para que esta grabación sirva de guía. Puedes escuchar esta grabación mientras viajas, paseas, manejas, ¡o en cualquier momento que quieras relajarte más! Algunos estudios demuestran que este tipo de meditaciones guiadas pueden ayudar a centrar tu atención en imágenes placenteras que ayudan a relajar la mente y el cuerpo.[36] Estos ejercicios pueden hacerte sentir menos tensión en la musculatura y permitir que tu mente se relaje.

Puedes practicar los ejercicios de visualización tan a menudo como desees. La visualización es una habilidad que se aprende, como cualquier otra herramienta de este libro. Cuanto más la practiques, más fácil te resultará y más efectiva será.

Introducción a los ejercicios de visualización

Este texto corto puede usarse al inicio de cualquier visualización, pero es opcional. La introducción ayuda a tu cuerpo a prepararse para el ejercicio, al ralentizar la respiración y relajar el sistema nervioso.

> Busca una postura sentada cómoda y empieza esta meditación/visualización inhalando profundamente por la nariz y exhalando por la boca.
>
> Tómate un momento para centrar tu atención en tu respiración, sin tratar de cambiar nada. Tan solo observa tu respiración, centrándote con atención en cada respiración.
>
> (pausa)
>
> Vamos a ralentizar el ritmo de tu respiración contando.
>
> Inhala contando hasta cuatro…
>
> (pausa)
>
> Retén el aire contando hasta tres…
>
> (pausa)
>
> Exhala contando hasta cinco…
>
> (pausa)
>
> Tómate un momento para relajar tu cuerpo. Ponte cómodo y observa cómo sientes el cuerpo. Si necesitas ajustar la postura para estar en una postura más cómoda, hazlo ahora. Cierra los ojos si puedes y concéntrate en las sensaciones de tu cuerpo mientras vuelves a inhalar… retener el aire… y exhalar, soltando todas las tensiones.
>
> Sigue respirando lentamente… profundamente.

Cuando tu cuerpo empiece a relajarse y el estrés comience a diluirse, haz rodar tus hombros hacia delante... y luego hacia atrás. Repítelo una vez más... Rueda con tus hombros hacia delante... y luego hacia atrás.

Realiza otra respiración profunda.

Inhala contando hasta cuatro...

(pausa)

Retén el aire contando hasta tres...

(pausa)

Exhala contando hasta cinco...

(pausa)

Cuando visualices la siguiente imagen, deja que tu cuerpo y tu mente se relajen cada vez más...

Las nubes

A medida que empieces a relajarte, crea una imagen en tu mente. Es un cálido día de verano. Imagina que te estiras sobre de una manta grande en el exterior. La manta es suave, y la hierba es como una cama de nubes bajo tu cuerpo. Miras a tu alrededor y ves árboles junto a ti, una mezcla de árboles frondosos con distintos tonos de verde. Entre sus hojas ves tres troncos viejos y observas cómo las ramas se mueven arriba y abajo por la brisa.

Miras hacia arriba y ves el cielo azul brillante... ves las nubes flotando en él. El cálido sol brilla y te relaja, creando una sensación de calma y bienestar.

La brisa es fresca y confortable.

(pausa)

Contemplas las nubes y te das cuenta de que tienen distintas formas. Algunas son redondas y esponjosas. Otras son largas, finas y ralas. Otras parecen haber sido pintadas con un pincel sobre el brillante cielo azul. Las nubes se mueven lentamente... suavemente... silenciosamente.

A medida que te vas hundiendo en tu cómoda manta sobre la suave hierba, empiezas a notar cómo se relaja tu cuerpo... poco a poco... sintiendo cómo se relajan los músculos... soltando cualquier tensión... respirando el aire purificador... exhalando cualquier preocupación.

Inhala profundamente... y al exhalar, permite que tu cuerpo se relaje. Sigue respirando lentamente... profundamente.

(pausa)

Cierra los ojos de nuevo y escucha los sonidos relajantes a tu alrededor. Oyes pájaros cantando a lo lejos... el viento en los árboles... sonidos lejanos de niños jugando y riendo...

Imagina la quietud de tu cuerpo... y de tu mente. En este momento estás a salvo... en este momento estás en paz... no hay nada más que puedas hacer que disfrutar de este momento mirando el cielo, observando cómo se mueven las nubes y gozando de este maravilloso día.

Realiza otra inhalación por la nariz y exhala lentamente contando 8... 7... 6... 5... 4... 3... 2... 1... permitiendo que tu cuerpo se relaje completamente.

Cuando estés listo para abandonar este lugar tranquilo, empieza lentamente a regresar al momento presente.

Mientras sigues respirando, permite que tu cuerpo se despierte. Regresa a tu estado de consciencia normal... moviendo los dedos de los pies y de las manos... sintiendo cómo fluye la energía por tus músculos.

Cuando recuperes tu estado de alerta, mantén contigo el sentimiento de calma y relajación. Cuando estés listo, abre los ojos y regresa a tu día sintiéndote renovado.

El ESTANQUE
[Empieza aquí si no usas el texto introductorio].

Empieza respirando profundamente y relajando el cuerpo. Ponte en una postura cómoda. Observa cómo sientes tu cuerpo. Inhala profundamente. Retén el aire... y exhala, soltando toda tensión. Cuando visualices la siguiente imagen, deja que tu cuerpo y tu mente estén cada vez más relajados.

[Empieza aquí si usas el texto introductorio].

Imagínate paseando en el exterior. No hace ni demasiado calor ni demasiado frío... es un día de primavera perfecto. Estás caminado entre los árboles... sus hojas se mueven con la brisa. Ves un estanque delante que brilla con la luz del sol. Ves que hay un banco de madera que da al estanque del bosque íntimo y sereno. Mientras andas hacia el banco, observas un pez saltando en el agua, mariposas en los árboles y libélulas que van de un lado a otro sobre el agua.

Cuando te sientas en el banco de madera, cierras los ojos e inhalas... y exhalas lentamente... permitiendo que tu cuerpo se relaje completamente.

Al escuchar a tu alrededor, percibes el sonido de las ranas en sus nenúfares y el zumbido de las abejas atareadas en la atmósfera primaveral. Los pájaros empiezan a piar cuando volteas al cielo, con los ojos cerrados, y sientes la calidez del sol en tu rostro... y estás... en total quietud... en completo descanso...

Sigue respirando lentamente... profundamente. Inspira de nuevo y, cuando exhales, permite que tu cuerpo se relaje. Huele la hierba... las flores silvestres... el olor del sol sobre la tierra...

Cuando abres los ojos, ves una catarina pequeña que sube por una brizna de hierba, se para un momento y luego se aleja volando. Recuerdas que las catarinas traen buena suerte, y sonríes.

Mira a tu alrededor para contemplar las vistas. Mira cómo se mueve el agua del estanque con los peces nadando en él. Contempla el cielo azul por encima de ti... las nubes moviéndose lentamente.

Mientras contemplas el manto verde del prado, detectas un ciervo que se asoma a través de los árboles y que come flores a lo lejos. El ciervo levanta su cabeza para mirarte, olisqueando la brisa, y luego se gira y desaparece silenciosamente entre los árboles.

Ahora tienes que dejar el estanque y regresar al presente. Mueve los dedos de los pies y de las manos. Nota la superficie debajo de ti. Escucha los sonidos a tu alrededor. Abre los ojos para mirar a tu alrededor.

Date un tiempo para estirar los músculos y permitir que tu cuerpo se vuelva a despertar. Cuando estés listo, regresa a tus actividades normales, conservando este sentimiento de paz y calma.

LA PLAYA DE ARENA BLANCA
[Empieza aquí si no usas el texto introductorio].

Empieza relajando el cuerpo. Relaja la cara, aflojando los ojos y liberando toda la tensión de la frente, el cuello y la garganta. Afloja los ojos y descansa. Permite que tu respiración se ralentice. Inhala profundamente… y exhala lentamente…

[Empieza aquí si usas el texto introductorio].

Permite que todo tu cuerpo descanse sobre la superficie en la que te sentaste. Ahora que tu cuerpo está completamente relajado, vamos a realizar una excursión a tu playa favorita.

Imagina que das un paseo por un bonito bosque tropical hacia una playa de arena blanca. Te sientes a salvo, en un estado relajado, calmado.

Escuchas las olas… puedes oler el mar… puedes ver el agua azul del mar y oír las suaves olas cuando se rompen en la playa. El aire es cálido y atraviesa flotando tu cuerpo… sientes una brisa placentera y fresca entre los árboles.

A medida que sales del bosque, aparece una extensión larga de arena blanca… la playa es amplia y larga… te quitas los zapatos para sentir la arena fina en tus pies.

Puedes oler el aire limpio y salado, y ver la increíble agua del mar que se extiende delante de ti.

Cuando te aproximas al agua, puedes sentir la neblina del mar en tu piel. Te acercas a las olas y notas cómo la arena se vuelve húmeda y firme…

Una ola se rompe y llena la orilla de agua… Das un paso al frente y notas cómo la fría temperatura del agua te alivia el calor de la arena en tus pies antes de que el agua regrese al abismo del mar.

A medida que te adentras en la transparente agua azul, permite que la visualización se intensifique...

Disfruta del mar durante unos cuantos minutos... nota la agradable temperatura relajante... que cada vez es más relajante... y te alivia del ardiente sol... fresca, pero no fría...

Cuando empiezas a caminar por la orilla del mar... te liberas de toda preocupación y estrés, y estás totalmente en paz...

Cuando estés listo, sal del agua y dirígete a una cómoda silla de playa con una toalla, que está ahí especialmente para ti. Siente el peso de tu cuerpo en la silla, la calidez de la arena en tus pies y la gran sombrilla que te proporciona un poco de sombra, lo cual crea una temperatura perfecta.

Lo único que puedes hacer en este momento es quedarte quieto y disfrutar del sol en tu rostro, la brisa en tu pelo y las olas en tus pies...

Permite que el estrés se disuelva... sintiendo calma... sintiendo paz... sintiéndote renovado...

Cuando estés listo para abandonar la playa, hazlo muy despacio...

Regresa a tu nivel de alerta usual abriendo los ojos y moviendo los dedos de los pies y las manos, y sintiendo la superficie en la que reposas. Escucha los sonidos a tu alrededor, y cuando estés totalmente de nuevo en un estado de alerta... te sientes renovado y energizado... sientes calma y relajación...

Tómate un momento para estirar los músculos y permitir que se despierte todo tu cuerpo. Cuando estés listo, regresa a tus actividades cotidianas, conservando los sentimientos de paz y calma.

Un lugar seguro
[Empieza aquí si no usas el texto introductorio].

Empieza adoptando una postura cómoda. Durante los próximos instantes, céntrate en calmar tu mente prestando atención a tu respiración. Permite que tu respiración te centre y te relaje. Relaja tu cara aflojando los ojos y soltando la tensión de tu frente, cuello y garganta. Afloja los ojos y el resto del rostro.

Cuando tu respiración sea más lenta, concéntrate en tu estómago y nota cómo se infla al inhalar y se desinfla al exhalar…
Inhala profundamente por la nariz…
(pausa)
Exhala lentamente por la boca…

[Empieza aquí si usas el texto introductorio].

Cuando empieces esta visualización, recuerda que en este preciso momento estás a salvo. Te guiaré para que imagines una escena en la que te sientas totalmente a gusto y en paz.

Este será un lugar al que podrás regresar siempre que necesites apartarte de este mundo frenético y ajetreado… Esta visualización te ayudará a relajar la mente y a imaginar tu propio lugar seguro y apacible.

Ahora empieza a imaginar un lugar en el que te puedas relajar completamente. ¿Dónde se encuentra este hermoso lugar? Tal vez es algún lugar en el exterior… o en el interior… tal vez es un lugar en el que has estado o al que quieres ir…
(pausa)
Ahora imagina algunos detalles más de este lugar seguro… ¿Cómo es? ¿Tu lugar seguro es pequeño? ¿Grande?

¿Qué colores… formas… objetos… puedes ver? ¿Hay agua? ¿Hay plantas? ¿Animales? ¿Pájaros? ¿Cuáles son las maravillosas cosas que hacen que este lugar sea tan agradable?

¿Quién está contigo? ¿O tal vez estás solo? Imagina quién está en este espacio, ya te encuentres solo o acompañado… y conecta con el sentimiento de estar completamente a salvo…

Ahora céntrate en los sonidos relajantes a tu alrededor en este espacio de paz… ¿Qué sonidos puedes oír? ¿O tal vez solo hay silencio? Presta atención a los sonidos más destacados y a los que son más sutiles. ¿Estos sonidos son cercanos o lejanos?

Al adentrarte en este lugar seguro, te sientes cada vez más y más relajado… más y más en paz…

Ahora céntrate en las sensaciones en la piel... ¿Qué sensaciones tienes con el sentido del tacto? ¿Notas que hay tierra debajo de ti? ¿O de donde sea que estás sentado o estirado? ¿Qué temperatura hay? Siente la brisa, que tal vez esté presente... creando una atmósfera de relajación y calma...

Piensa en los sabores y olores que puedes percibir en este lugar...

Tal vez quieras darle un nombre a este lugar seguro... puede que sea solo una palabra o una frase que puedes usar para recuperar esta imagen siempre que la necesites.

Ahora que tienes la imagen de este lugar seguro, imagínate a ti en él. ¿Qué estás haciendo en este apacible lugar? Tal vez simplemente estás sentado y disfrutando de la paz de este momento... tal vez estás paseando o realizando alguna actividad...

Imagínate en este lugar completamente en paz, y siente tu respiración al inhalar lentamente...

(pausa)

Y exhalar lentamente...

Este es un lugar seguro... un lugar en el que se respira calma... paz... un lugar en el que no tienes preocupaciones ni responsabilidades... un lugar en el que simplemente puedes disfrutar del hecho de existir... sin presiones... sin fechas límite... sin dolor... sin miedo... solo con amor y seguridad.

Puedes descansar en tu lugar seguro un rato y simplemente disfrutar de la paz y la serenidad...

Cuando estés listo para abandonar tu lugar seguro, empieza lentamente a llevar tu atención al momento presente...

Cuando hayas recuperado el nivel de alerta y de consciencia usual, empieza a abrir los ojos, estira los dedos de los pies y de las manos, y siente la superficie debajo de ti. Escucha los sonidos a tu alrededor, y cuando estés completamente en estado de alerta... siente cómo te has renovado y energizado... te sientes calmado y relajado...

Tómate un momento para estirar tus músculos y permite que todo tu cuerpo se desperece. Cuando estés listo, retoma tus actividades cotidianas y archiva en tu mente el lugar imaginado... siempre estará ahí para cualquier momento que lo necesites. Al retomar tu vida cotidiana, recuerda seguir manteniendo contigo el sentimiento de calma y serenidad de tu lugar apacible.

ACTIVIDAD EXTRA DE SANACIÓN

Si te estás leyendo las visualizaciones a ti mismo, te recomiendo poner música relajante (mejor que sea instrumental o meditativa) y hacerlo en un lugar tranquilo, en el que no haya distracciones. Tras leer los textos, cierra los ojos e imagínate en un lugar relajante. Si escuchas los textos, usa auriculares, siéntate en un lugar sin distracciones y toma tu manta preferida o un pants cómodo y déjate llevar.

Visualización de un recuerdo feliz

Busca un lugar tranquilo y cómodo. Cierra los ojos e imagina un lienzo en blanco en tu mente. Recupera un recuerdo de un momento en el que sentiste una felicidad y despreocupación totales. Visualiza todos los detalles del recuerdo.

Si no recuerdas ningún detalle específico, rellénalo con lo que te venga a la mente. ¿Dónde estás? ¿Qué llevas puesto? ¿Con quién estás? ¿Qué hay alrededor?

Visualiza la habitación o lugar de este recuerdo y todo lo que hay en él. ¿Qué puedes ver? ¿Escuchar? ¿Tocar? ¿Oler? ¿Saborear?

A medida que vas teniendo más detalles del recuerdo, te vas relajando cada vez más.

Cuando la imagen esté completa, disfruta unos minutos de este recuerdo.

Cuando estés listo, regresa al momento presente y disfruta del resto del día con una mente renovada.

ACTIVIDAD EXTRA DE SANACIÓN

El ejercicio de mi recuerdo feliz
Escribe debajo un recuerdo feliz. Imagina la estancia o el lugar del recuerdo y descríbelo. ¿Qué llevas puesto? ¿Quién está contigo? ¿Qué ambiente hay? ¿Qué emociones experimentas? ¿Qué puedes ver? ¿Escuchar? ¿Sentir? ¿Oler? ¿Saborear?

Mi recuerdo feliz

_____

_____

La técnica de la doble ventana

Tu mente está acelerada… Ya sea porque sientes que te supera el trabajo o porque te preocupa el futuro, a veces te invaden pensamientos indeseados. La visualización de la doble ventana puede resultar útil si quieres calmar una mente ansiosa que está en bucle.

1. Imagina un grupo de personas hablando ruidosamente fuera de tu ventana abierta.
2. En vez de gritarles, como tu ventana tiene doble cristal, simplemente la cierras con calma.
3. Imagina que la conversación no se oye cuando cierras completamente la ventana, y puedes dormirte sin todo el ruido de fondo de las conversaciones.

Visualización creativa

Una visualización creativa es un ejercicio de *mindfulness* que puede resultar útil en medio de una situación estresante, y también puede potenciar el éxito en cualquier ámbito de la vida. Shakti Gawain, una pionera en el campo del desarrollo personal y profesora del movimiento consciente, reconocida internacionalmente, describe la visualización como «la técnica de usar tu imaginación para crear lo que quieres en la vida».[37] Gawain sugiere que todo es energía, incluso los pensamientos. Determinados pensamientos y sentimientos atraen tipos de energía afines; por lo tanto, atraemos a nuestra vida lo que más pensamos, lo que más creemos y lo que imaginamos de forma más vívida. Gawain explica además:

> Cuando somos negativos o tenemos miedo, nos sentimos inseguros o ansiosos, a menudo atraemos el mismo tipo de experiencias, situaciones o personas que queremos evitar. Si tenemos una actitud positiva, esperamos e imaginamos el placer, la satisfacción y la felicidad, tendemos a atraer y crear personas, situaciones y sucesos que concuerdan con nuestras expectativas positivas.
>
> Esto significa que imaginar conscientemente lo que queremos en la vida puede ayudarnos a que se haga realidad. Al usar la visualización creativa, creas una imagen nítida de los objetivos que quieres alcanzar (emocionales, mentales, físicos y espirituales). Si empiezas a visualizar la vida que quieres, empiezas a experimentar las emociones que se corresponden con esta imagen, como si fueran reales.
>
> Puede que te sientas motivado para plantearte nuevos objetivos. La visualización creativa puede ayudarte a lograr estos objetivos y materializar el resultado de tu deseo. Al realizar visualizaciones creativas de forma constante y centrarte en estas imágenes con energía positiva, ¡tus sueños se pueden hacer realidad!

LOS CUATRO PASOS DE LA VISUALIZACIÓN CREATIVA

Paso 1: elige un objetivo

Piensa en algo que quieras tener o que quieras que pase. Decide algo que quieras tener, hacia lo que te quieras dirigir o crear. Por ejemplo, un trabajo, una relación sentimental, una casa, un estado mental más alegre, mejor salud, mejor condición física, o un cambio interno. ¡Puede ser cualquier cosa que quieras lograr!

Paso 2: imagina el resultado que quieres obtener

Crea una imagen en tu mente del objeto o situación exactamente como tú la quieres. Haz que la imagen sea vívida, con muchos detalles. Piensa en ella en tiempo presente, como si ya existiera lo que deseas. Es casi como si ya lo estuvieras viviendo. ¿Cómo quisieras que fuera ahora mismo? Inclúyete en esta imagen y obsérvate disfrutando de este objeto o situación.

Paso 3: céntrate en esta imagen todo el día

Céntrate en la imagen creada en el segundo paso de forma constante todos los días. Imagínala a menudo durante el día, en tus actividades cotidianas y en tus momentos de descanso o meditación. No te presiones para que suceda, simplemente lleva esta imagen contigo a lo largo del día.

Paso 4: dale a la imagen energía positiva

Cuando te centres en tu objetivo, imagina que el mejor resultado posible de lo que deseas está ocurriendo justo en este momento. Piensa en esta imagen de forma positiva y motivadora. Piensa en afirmaciones convincentes sobre este objetivo. Visualízate recibiéndolo o alcanzándolo usando afirmaciones positivas (revisa la siguiente lista de afirmaciones o los ejemplos del capítulo cinco). En esta fase, trata de apartar temporalmente las dudas o la incredulidad que puedas tener, al menos por un momento. Practica el hecho de creer que lo que deseas es muy real y posible.

EJERCICIO DE VISUALIZACIÓN CREATIVA

Paso 1

Escribe algo que quieras tener, hacia lo que te quieras dirigir o crear.

_____

Paso 2

¿Cómo te imaginas tu vida cuando logres esto?

_____

Paso 3

¿Cómo puedes asegurarte de visualizar esto todo el día?

_____

Paso 4

Escribe afirmaciones convincentes para ti sobre este objetivo.

ACTIVIDAD EXTRA DE SANACIÓN

Crea un mapa de visualización

Un mapa de visualización es un mapa o representación gráfica llena de imágenes, dibujos y frases sobre tus objetivos, sueños y deseos. Un mapa de visualización está diseñado para aportar inspiración y motivación. Se llena con imágenes sobre cómo te quieres sentir, qué quieres hacer, qué quieres tener y quién quieres ser. Mucha gente cree que puede atraer a su vida lo que visualiza. Un mapa de visualización se puede usar para plasmar tu vida ideal en el papel.

Cómo crear un mapa de visualización

Materiales

- Una hoja en blanco o una cartulina (si no tienes, puedes usar una libreta, un diario, una caja o un sobre).
- Tijeras.
- Pegamento.
- Plumones.
- Lápices de colores.
- Pluma y lápiz.
- Revistas.
- Periódicos.
- Catálogos.
- Frases, afirmaciones, citas.
- Imágenes de internet.
- Fotografías.
- Dibujos.

Instrucciones

1. Revisa todos los materiales y elige dibujos, fotografías y palabras que resuenen con tus objetivos o deseos.
2. Recorta las fotografías, imágenes y palabras que deseas.
3. Pega estas fotografías, imágenes y palabras en el papel o cartulina.
4. Cuelga tu mapa de visualización en un lugar en el que puedas verlo a menudo. Puesto que el mapa muestra todo aquello en lo que quieres centrarte en la vida, es útil colgarlo en un sitio que puedas ver todos los días.

Cuanto más mires tu mapa de visualización, ¡más visualizarás tus objetivos y sueños! Cuanto más veas y visualices, más centrado estarás en alcanzar estos objetivos y sueños. Estás aportando energía a esos objetivos para hacerlos realidad.

Mapas de visualización digitales

Si no quieres recoger todos estos materiales para un mapa de visualización físico, ¡también puedes usar la tecnología digital para crear tu sueño! A continuación te ofrezco algunos consejos sobre cómo usar la tecnología para crear tu mapa de visualización.

* Usa plataformas *online* como Pinterest o Canva para crear el *collage*.
* Pon las imágenes o el *collage* en tu celular para recordarte tus objetivos.
* Imprime tu mapa de visualización digital y cuélgalo en una pared, en un espejo o en el refrigerador.

VISUALIZACIÓN CREATIVA CORTA PARA EL ESTRÉS

Practica esta visualización en cualquier momento cuando empieces a darle vueltas a un problema que tienes que solucionar. Graba este texto con tu propia voz o con la de alguien que te transmita seguridad de tu red de apoyo. Cuando empieces a sentirte fuera de control debido a una situación estresante, escucha o lee este texto para imaginar que el problema se ha resuelto. Esto puede ayudarte a encontrar una solución a tu problema desde un enfoque más lógico.

Siéntate en un lugar tranquilo… cierra los ojos e inhala profundamente por la nariz… y exhala lentamente por la boca.

Despeja la mente y piensa solo en el momento presente… sin estrés… sin preocupaciones… solo paz…

Empieza imaginándote al otro lado de una situación estresante que te esté agobiando ahora mismo.

Imagina que la situación se ha solucionado por completo… no importa cómo… simplemente visualiza cómo sería la vida si el problema estuviera resuelto.

Inhala de nuevo profundamente contando hasta cuatro… y exhala contando hasta seis…

Con tus sentidos sensoriales, imagina cada detalle de esta situación resuelta. ¿Qué llevas puesto? ¿Qué ves a tu alrededor? ¿Qué colores percibes? ¿Qué dices? ¿A quién te diriges? ¿En qué tipo de estancia te encuentras? ¿Qué ambiente hay? ¿Qué tipo de objetos de este entorno puedes tocar o sentir? ¿Qué te hacen sentir?

Inhala contando hasta cuatro… y exhala contando hasta seis…

Tal vez ahora puedas ver la solución a tu problema. Si no es el caso, también está bien. Esta visualización es para que te des cuenta de que los sentimientos son temporales y de que al cabo de un tiempo sentirás que tienes el control de nuevo.

Cuando realizas una visualización de cómo sería si el problema estuviera resuelto, la solución puede aparecer en medio de la visualización. Esto podría disminuir o eliminar el estrés que te genera la situación.

Ahora abre los ojos… y recuérdate que tienes el control… y que esto se solucionará.

Visualización de tu yo futuro

Visualizar el futuro con una actitud positiva y optimista puede ayudar a reprogramar tu cerebro para creer que eres capaz de sanar. Estas indicaciones escritas te ayudarán a pensar en tu progreso en el camino hacia la sanación de forma prometedora y a crear una nueva narrativa para tu yo futuro.

Objetivos

Sé tan específico como puedas. Imagina el resultado de haber alcanzado ese objetivo. Sé tan descriptivo como te sea posible. Céntrate en tus sentidos sensoriales para observar lo que experimentarías. ¿Cómo te sentirías? ¿Qué olerías? ¿Qué verías?

Mis objetivos a corto plazo son:

_____

_____

Mis objetivos a largo plazo son:

_____

_____

EJERCICIO DE ESCRITURA DE TU YO FUTURO

Imagina que te encuentras por primera vez con tu yo del futuro. Imagina cómo visualizas la mejor versión de tu persona en el futuro. Sé tan concreto y descriptivo como puedas. Puedes usar esta herramienta para visualizar tu yo futuro y responsabilizarte de que te conviertas en esa persona.

Usa estas preguntas a modo de guía

- ¿Qué aspecto tiene tu yo futuro? ¿Qué llevas puesto?
- ¿Dónde vive tu yo futuro? ¿Qué colores hay en ese lugar? ¿Hay alguien más?
- ¿A qué te dedicas ahora? ¿Qué te gusta de tu vida?
- ¿Qué necesitas saber para ir de donde estás ahora a tu yo futuro? ¿Qué sería de ayuda? Escucha lo que tu yo futuro tiene que decirte.
- Piensa en tus preocupaciones actuales o en cosas que te estresan. Hazle saber a tu yo futuro que estás preocupado, asustado y dolido. Pregúntale a tu yo futuro: «¿Cómo superaste este desafío o angustia?».
- Finalmente, pídele a tu yo futuro que te diga una palabra que sea importante que recuerdes cuando te sientas abatido o necesites ayuda para seguir luchando por tus objetivos. ¿De qué palabra se trata? Recuérdala.

Mi yo del futuro

_____

_____

_____

_____

Ejercicios de visualización para añadir a mi kit de herramientas
de sanación

_____

_____

_____

_____

Ideas para distraer tu mente en cualquier lugar

Una técnica de distracción mental es cualquier actividad que haga que tu mente desvíe la atención de las emociones actuales. En vez de poner toda tu energía en la emoción que te molesta, redirige tu atención a otra cosa. Cuando te distraes, puedes manejar emociones intensas al desviar la atención. Aunque la distracción no es una solución a largo plazo, usar esta técnica en momentos de mucha ansiedad puede proporcionar una sensación inicial de alivio y control, y así ayudarte a reducir la intensidad de la ansiedad.

Distraerte es una forma efectiva de centrar tu mente en otra cosa que no sean los síntomas que estás experimentando, simplemente porque es difícil que la mente se concentre en más de una cosa a la vez. Este capítulo incluye juegos mentales, estrategias de movimiento e indicaciones escritas que distraerán tu mente ansiosa cuando empieces a sentir que estás fuera de control.

PASAMOS A LA ACCIÓN

Cambia de entorno

Puede resultar muy útil abandonar el lugar en el que estás y mover el cuerpo. Si estás sentado en el sofá de casa, levántate y sal a tomar aire. Si puedes, asegúrate de que tu cuerpo realiza algún tipo de movimiento. Por ejemplo, puedes dar un paseo, dar una vuelta en coche, hacer una clase de yoga con un video o ir a comer a tu restaurante favorito.

¿Qué otras formas hay de cambiar de aires o mover el cuerpo cuando sientes ansiedad?

Elimina la ansiedad cantando

¡Quien canta su mal espanta! Cantar o tararear ayuda a que se calme la zona que controla el miedo en el cerebro. Piensa en una canción que puedas tararear siempre que sientas que la situación te supera. Si ahora no se te ocurre ninguna, inspira profundamente por la nariz y espira tarareando.

Piensa en tres canciones que te animen:

1. _____
2. _____
3. _____

Escucha música ¡y baila!

Si escuchas muy atentamente una canción, será casi imposible que tus preocupaciones logren vencerla. Mover el cuerpo y bailar con una canción animada hará que te distraigas de tus pensamientos intrusivos y te ayudará a calmar la zona cerebral en la que se origina el miedo.

Haz una lista de tus tres canciones favoritas para bailar:

1. _____
2. _____
3. _____

LAS MEJORES APLICACIONES PARA DISTRAER TU MENTE

Estas son algunas de las aplicaciones que recomiendo a mis pacientes:

- 1010!
- Tetris
- Word Search Pro
- Wordscapes
- 2048
- Jigsaw Planet
- Geoguessr
- Dots
- Angry Birds
- Six!
- Nonogram
- Pixel Art
- Elevate
- Candy Crush
- Animal Restaurant
- SimCity
- Homescapes
- Lily's Garden

¿Cuáles son las aplicaciones que más te ayudan? Haz una lista:

_____

_____

_____

_____

ENTRETENTE

Lee algo que te interese (por ejemplo, un libro, una revista, un libro de cocina o el periódico). Si no te va la lectura, puedes probar a ver la televisión o ver una película para distraer la mente. Algunas investigaciones también han demostrado que jugar videojuegos puede ser efectivo para distraer a personas con ansiedad.

Algunas formas de entretenerte pueden ser:

- Escuchar música relajante.
- Acariciar a tu mascota.
- Comer tu tentempié favorito o prepararte una taza de té.
- Dar un largo paseo.
- Hacer ejercicio.
- Practicar yoga.
- Practicar algún deporte.
- Leer un libro o una revista.
- Tejer.
- Armar un rompecabezas.
- Colorear.
- Pintar.
- Hacer manualidades.
- Construir una maqueta.
- Jugar un videojuego (pero de los tranquilos, no de los que generan adrenalina).

¿De qué modo puedes entretenerte cuando sientas ansiedad?

_____

_____

_____

_____

Conecta con tu red de apoyo

Otra forma de distraerte cuando sientas ansiedad es comunicarte con un amigo o ser querido. ¿Puedes pensar en al menos tres personas con las que podrías comunicarte ahora mismo? Piensa en personas que están en tu vida y con las que te sientes emocionalmente a salvo. Sentirse a salvo con otra persona significa que te sientes a gusto siendo auténtico con esa persona y compartiendo tus pensamientos, sentimientos e ideas con ella. Sentirse a salvo con otra persona significa que puedes expresarte abierta y libremente, sin miedo a ser juzgado, criticado, ignorado o silenciado.

Cuando contactes con la persona con la que te sientes a salvo, recuerda abrirte y expresar con sinceridad lo que piensas y sientes, pero ten cuidado de no estar todo el tiempo hablando de emociones negativas. Algunas investigaciones muestran que la rumiación de emociones negativas puede generar más ansiedad. Entendamos rumiación como «darle vueltas a un pensamiento o problema de forma repetida sin ponerle fin».[38] Cuando sufres depresión o ansiedad, este tipo de pensamiento intrusivo a menudo puede acarrear sentimientos de fracaso o de no valer nada. Estos sentimientos incrementan la ansiedad, lo que a su vez interfiere en la resolución del problema… y genera una depresión más severa.

Así que trata de recuperar el equilibrio buscando ayuda. Recuerda: la persona con la que te sientes a salvo no debe ser una persona de la que dependas para calmarte (esto se consideraría una relación de codependencia, lo que puede entorpecer el proceso de sanación). Tu red de apoyo debe reconfortarte y mostrarte su compasión, pero no constituir la única vía de sanación.

ACTIVIDAD PARA SEGUIR TRABAJANDO

1. Piensa en al menos tres personas con las que te sientas a salvo en tu vida.
2. ¿A quién puedes escribir o llamar si empiezas a sentir ansiedad?
3. ¿Qué tipo de ayuda necesitas en un episodio de ansiedad? (Conocer bien tus necesidades puede ayudar a la persona a la que recurras a ayudarte de forma eficaz).

Distrae tu mente escribiendo

Los ejercicios de escritura son otra eficaz herramienta de distracción. Uno de los ejercicios de escritura más sanadores es escribir un diario personal. Esta es una forma fantástica de acceder a tu parte emocional, mientras profundizas en tus patrones de pensamiento intrusivo. Con este tipo de proceso de escritura puedes redirigir y ajustar tu gestión de las emociones.

Elige una de las siguientes preguntas para cambiar tu estado mental:

- ¿Cómo te sentirías si soltaras del todo una situación?
- El lugar más tranquilo que he visitado o del que he oído hablar es...
- Aparte de los pensamientos intrusivos, otras cosas que pueden impedirme conciliar el sueño por la noche son... ¿Cómo sería si las eliminara durante treinta días?
- Esto es lo que le diría a mi mejor amigo si tuviera problemas y me llamara ahora mismo.
- La película más divertida que he visto es... Esta película me hizo reír tanto porque...
- Mi logro favorito es...
- Diez cosas que me gustan de mí son...
- Una cosa que me gustaría cambiar sería...
- Me sentí muy feliz cuando...
- Las cinco cosas por las que doy las gracias hoy son...
- Si un amigo tuviera ansiedad, ¿qué le diría para que se sintiera mejor?
- Si me siento estresado, sé que las siguientes cinco cosas me harán sentir mejor (añade al menos una de estas cosas a tu lista de tareas pendientes)...
- Un día que no pude parar de reír fue... y estaba con... y me sentí...
- Crea una lista de cosas que quieras lograr este mes o año.

- Las cinco cosas que me hicieron sonreír hoy son…
- Estas son tres personas que me ayudan y que me hacen sentir a salvo… Me hacen sentir emocionalmente a salvo porque…
- Estos son tres motivos por los que les importo a los demás…

Juegos sanadores de distracción

Estos juegos sanadores de distracción son una gran forma de redirigir tus pensamientos en cualquier momento y lugar. Si te sientes sobrepasado en el coche, en una fiesta, en un avión o en el supermercado, este tipo de estrategias de distracción te ayudarán a anclarte en el presente en vez de en un estado de ansiedad y pánico.

- Recita el alfabeto al revés.
- Nombra todos los sabores de helado que se te ocurran.
- Nombra a todos tus músicos favoritos.
- Piensa en nombres que empiecen por las letras T, A, C o M.
- Nombra todas las marcas de dulces que se te ocurran.
- Nombra tantas ciudades del mundo como puedas.
- Cuenta de siete en siete y llega tan lejos como puedas (o usa cualquier otro intervalo impar).
- Juega a adivinar la profesión. Mira a las personas a tu alrededor y trata de adivinar su profesión o empleo, o hacia dónde van.
- Mira la fecha de hoy. Repítete el día de la semana, del mes, la hora del día y dónde estás en ese momento. Recuérdate que estás en este momento presente, no en el pasado, y aquí estás a salvo.
- Observa la estación del año en el exterior, qué aspecto tiene el cielo. Di el nombre de la calle en la que estás y el código postal.
- Juega al juego de las categorías contigo mismo. Elige una categoría como la de los colores, los animales o la comida, y trata de nombrar al menos diez cosas dentro de esa categoría. También puedes usar el alfabeto y tratar de nombrar algo de

esa categoría con cada letra del alfabeto, empezando con A, B, C, etc.

- Elige una forma geométrica (triángulo, óvalo, cuadrado) y trata de encontrar todos los objetos con esta forma. También puedes hacerlo con colores; por ejemplo, buscar todas las cosas verdes de la habitación en la que estás.

La técnica de la lista de los favoritos

Haz una lista de tus cosas favoritas. Puedes realizar este ejercicio en un cuaderno o hacer la lista de forma mental. Usa estas preguntas para distraerte cuando empieces a sentirte agobiado.

- ¿Cuáles son tus diez libros favoritos?
- ¿Cuáles son los mejores actores de todos los tiempos?
- ¿Cuáles son los videoclips más destacables de la década?
- ¿Cuáles son tus cinco pódcast favoritos?
- ¿Cuáles son los cinco documentales que más te han impactado?
- Si pudieras ir a cenar con cualquier persona, ¿cuáles serían las cuatro personas que invitarías a tu mesa?

Camina para distraerte

Si puedes mover el cuerpo cuando sientes ansiedad, entonces hazlo. Si puedes salir ahora mismo, hazlo. Incluso un paseo de cinco minutos a la vuelta de la manzana puede ayudarte a serenarte para que puedas regresar a la realidad. Mientras caminas, puedes describir las cosas de tu alrededor que puedes ver. Algunas de ellas puede que sean mundanas, pero empezarás a detectar pequeñas cosas que se te habrían escapado por completo, como tal vez una bonita flor rosa que está saliendo (ganas un punto extra si la puedes oler), la risa de un bebé, una hoja mecida por el viento o una puerta roja brillante en el edificio por el que acabas de pasar.

ACTIVIDAD PARA SEGUIR TRABAJANDO

Toma un cuaderno pequeño, escribe cinco cosas que veas y descríbelas detalladamente, especificando el color, la forma, etc. Escribe cuatro cosas que puedas oír, tres cosas que puedas tocar y dos cosas que puedas oler.

El juego de las categorías

Encuentra una cosa de cada categoría que empiece por cada letra del alfabeto:

- Libros.
- Películas.
- Ciudades.
- Países.
- Frutas.
- Canciones.
- Actores.
- Películas Disney.
- Cosas que puedes encontrar en una clase.

Nombra tantos como puedas

- Presidentes.
- Desayunos.
- Refrescos.
- Cadenas de restaurantes.
- Condimentos.
- Capitales europeas.
- Electrodomésticos de la cocina.
- Muebles de casa.
- Dibujos animados.
- Canciones de los ochenta.
- Músicos.

Haz una lista con cosas que te hagan sentir feliz

Esta es una magnífica forma de entrenar tu cerebro para que tenga un tipo de pensamiento más positivo. Haz una lista de cosas que te hayan hecho sentir feliz y que hayas visto o experimentado hoy. Pueden ser sucesos que te hayan cambiado la vida, como casarte o conseguir el trabajo de tu vida, o cosas más pequeñas como dar un paseo en la naturaleza o contemplar un precioso cielo soleado. Completa esta lista en cualquier momento que te sientas sobrepasado, estresado o ansioso.

Recuerdos felices

- Un momento en el que alguien fue amable contigo.
- Un cumplido que alguien te hizo la semana pasada.
- Un lugar en el que te sientas en paz.
- Un momento en el que te sentiste querido.
- La última vez que te reíste a carcajadas.
- Un objeto que te haga sonreír.

Escribe tu lista de cosas que hicieron feliz:

_____

_____

_____

_____

Ideas para distraer la mente que añadiré a mi kit de herramientas para la sanación

_____

_____

_____

_____

TERCERA PARTE

Crea tus propias herramientas

CAPÍTULO
8

El autoapoyo: la sanación tácita

Seamos sinceros, las herramientas de este libro son fantásticas para superar momentos difíciles, pero realizar cambios que duren toda la vida significa atacar las razones subyacentes de tu ansiedad. Hay muchos factores que pueden contribuir a un deterioro de la salud mental y muchos motivos por los que alguien pueda estar lidiando con la ansiedad a diario. Entre los factores que influyen en la salud mental están la genética, la educación escolar y en casa, el apoyo social, el entorno y el acceso a recursos. Mientras que algunos de estos factores escapan a nuestro control, sí podemos elegir en lo que concierne a la sanación. Esto significa elegir ser tu mejor apoyo para obtener bienestar.

Si no eres capaz de apoyarte a ti mismo y preguntarte determinadas cosas, nunca tendrás el tratamiento que mejor te vaya. Aunque esta guía es fantástica para empezar a adquirir conocimientos sobre la ansiedad y lo que puedes hacer para aliviarla, parte del proceso reside en encontrar el cuidado profesional adecuado para ayudarte y guiarte en tu proceso de sanación.

VISITA AL MÉDICO FAMILIAR

¿Cómo encuentro al profesional adecuado para que me ayude? Bueno, esto lleva su tiempo y un poco de ensayo y error. Al principio, muchas personas acudirán al médico familiar cuando tengan síntomas de ansiedad o depresión, con la esperanza de encontrar un poco de orientación. Es un camino en el que puede haber decepciones, y puede que te sientas atascado, perdido o confundido. Puede que sientas que el médico te está metiendo presión o que te desanima más de lo que ya estabas. Seguro que se asegura de que a nivel físico tu cuerpo está bien, pero ¿cómo saber que estás bien a nivel psicológico? Por eso es importante que tengas toda la información que necesitas para tener una buena base con la que decidir tu tratamiento. Aquí interviene el autoapoyo. A continuación te planteo algunas preguntas que te ayudarán a respaldarte a ti y tu malestar cuando acudas al médico.

Consejo: haz una copia de esta lista y llévala a la cita con el médico.

Preguntas que hacer al médico o psiquiatra

1. ¿Qué opciones de tratamiento tengo para la ansiedad?
2. ¿Hay problemas médicos subyacentes que me podrían estar provocando la ansiedad?
3. ¿Me recomienda medicación? En tal caso, ¿la tomaría a diario si fuera necesario? ¿Cuánto tiempo tendría que tomarla?
4. ¿Qué efectos secundarios tiene este tipo de medicación? ¿Hay un modo de minimizar o prevenir estos efectos secundarios? ¿Qué pasa si un día me olvido de tomarla?
5. ¿La terapia sería de ayuda? En tal caso, ¿de qué tipo y durante cuánto tiempo?
6. ¿Cuánto tiempo puedo tardar en notar alguna mejoría?

7. Una vez tratada, ¿cuándo podrían reaparecer los síntomas de la ansiedad?

8. ¿Qué cambios en mi estilo de vida puedo realizar para sentirme mejor?

9. ¿Cómo interactúan las drogas y el alcohol con mi medicación o afectan a mi ansiedad?

10. ¿Existen formas holísticas de tratar mi ansiedad? En tal caso, ¿cuáles?

11. ¿Qué es la medicina funcional? ¿Qué es la medicina integrativa?

ALIMENTACIÓN CONSCIENTE

En cuestión de ansiedad, la dieta y los hábitos nutricionales desempeñan un papel central en el estado de ánimo y la salud mental. Pero lo que mucha gente no entiende es que la comida es una medicina. Básicamente, lo que decides meterte en el cuerpo influirá en cómo te sientes, tanto física como mentalmente. Si priorizas consumir alimentos saludables y comer con regularidad durante todo el día, te sorprenderá lo que una alimentación saludable puede hacer por tu salud y tu bienestar.

Asegúrate de hablar con un médico antes de realizar cambios considerables en tu dieta. Tal vez te pueda ir bien acudir a un especialista en medicina funcional, a un dietista o a un nutricionista (tu médico familiar te puede derivar o puedes investigar por tu cuenta). Un tratamiento integrativo puede incluir terapia, técnicas de *mindfulness*, herramientas de regulación emocional, higiene del sueño y una dieta equilibrada. Todas ellas son partes igual de importantes en tu cuidado.

Consejo: copia esta lista y llévala a tu cita con el médico.

Preguntas para un especialista en medicina funcional/ nutricionista/dietista

1. ¿Lo que como tiene alguna relación con la ansiedad y la depresión?
2. ¿En qué consiste la conexión entre el cerebro y el intestino?
3. ¿Hay alimentos que generan ansiedad?
4. ¿La dieta antiinflamatoria ayuda a disminuir la ansiedad?
5. ¿Qué complementos holísticos se sabe que reducen la ansiedad?
6. ¿Hay vitaminas que equilibran el estado de ánimo?
7. ¿Qué son los ácidos grasos omega-3?
8. Me diagnosticaron el síndrome del intestino irritable (SII). ¿Está relacionado con la ansiedad o la depresión? En tal caso, ¿de qué modo?
9. ¿La cafeína y el alcohol afectan a la ansiedad? En tal caso, ¿cómo?
10. ¿La ingesta de azúcar está relacionada con la ansiedad y la depresión? En tal caso, ¿cómo?

ENCONTRAR AL TERAPEUTA ADECUADO

El propósito de esta guía es que crees tu propio kit holístico e integrativo de herramientas para ayudarte a sanar, para siempre. Una de estas herramientas puede ser un terapeuta. Mi terapeuta es una de las «herramientas» más esenciales de mi kit. Es una fuente de apoyo increíble que me ha ayudado en algunos de los momentos más oscuros de mi vida, y valoro mucho su orientación. Una pregunta con la que me encuentro a menudo cuando entro en los mensajes directos de Instagram es «¿cómo encuentro al terapeuta adecuado?». Bien, ojalá fuera tan simple.

Encontrar un terapeuta con el que realmente conectes puede conllevar mucho tiempo, dinero y autoapoyo. La verdad es que encontrar al terapeuta adecuado es como tener citas. Puede que tengas que ir a varios terapeutas antes de encontrar al adecuado. Sé que suena tedioso, pero si realizas las preguntas apropiadas, puedes reducir el tiempo de búsqueda. A continuación te enumero algunas preguntas que sugiero para la primera llamada telefónica con un posible terapeuta.

Consejo: haz una copia de esta lista y llévala a tu cita con el terapeuta.

Preguntas para el terapeuta

1. ¿En qué tipo de terapia te especializaste?
2. ¿En qué ámbitos tienes experiencia?
3. ¿Colaborarás con otros de mis médicos si doy permiso?
4. ¿Qué diferencias hay entre psicoterapeuta, psicólogo, psiquiatra y trabajador social?
5. ¿Pones deberes? ¿Cómo son?
6. ¿Cada cuánto será la sesión?
7. ¿Qué opinión tienes de la medicación?
8. ¿Cuánto duran las sesiones?
9. ¿Qué tan importante te parece la relación terapéutica?
10. ¿Cómo es tu declaración de confidencialidad?
11. ¿Cuál es tu metodología en terapia?
12. ¿Cuánto durará el tratamiento?

DISTINTOS TIPOS DE PROFESIONALES DE LA SALUD MENTAL

Muchas veces, buscar un terapeuta puede ser no solo tedioso, sino confuso. Si no trabajas en el ámbito de las ciencias de la salud, es probable que no conozcas las diferencias entre un psicólogo, un psicoterapeuta, un psiquiatra y un trabajador social. La verdad es que no existe ningún tipo de educación sobre la terminología de los profesionales de la salud mental, a no ser que busques información por tu cuenta. Si en la actualidad estás buscando un profesional de la salud mental, lee bien la información que viene a continuación. Realicé unas «anotaciones» con información sobre los distintos tipos de profesionales de la salud mental que espero que sean de utilidad para decidir qué tipo de médico necesitas.

Psicoterapeuta

Este término genérico engloba a cualquier profesional de la salud mental que haya estudiado para tratar los problemas emocionales de las personas. Los psicoterapeutas estudiaron psicología y pueden haber completado su formación con un máster o doctorado para poder ejercer. Los psicoterapeutas se pueden graduar y especializar en ayudar a los pacientes a mejorar sus habilidades cognitivas y superar los desafíos de la vida. Dependiendo de su nivel académico, un psicoterapeuta puede ser psiquiatra, psicólogo o trabajador social, así como trabajar con personas de forma individual, con parejas, con grupos o con familias.

Estos son los títulos:

- Máster en ciencias.
- Terapeuta profesional licenciado.
- Terapeuta de salud mental licenciado.
- Terapeuta profesional clínico licenciado.
- Terapeuta de salud mental profesional clínico licenciado.
- Terapeuta de salud mental clínico licenciado.
- Profesional de salud mental licenciado.

Psicólogo

Un psicólogo normalmente tiene un doctorado y ofrece terapia aparte de realizar pruebas psicológicas. Los psicólogos que se dedican a la investigación normalmente trabajan en centros académicos o de investigación. Hay psicólogos que se formaron específicamente para dedicarse a la psicología clínica (en vez de la investigación) y que se doctoraron en psicología sin hacer una carrera en la docencia. También pueden evaluar estudios previos, así como ofrecer psicoterapia (a través del diálogo) para ayudar a los pacientes.

Estos son los títulos:

• Doctor en psicología.
• Doctor en ciencias de la educación.

Psiquiatra (psicofarmacólogo)

Un psiquiatra posee el título de médico, y a menudo se especializa en psicofarmacología. Antes de especializarse en salud mental, estudia medicina, y tiene una sólida base en biología y neuroquímica del cerebro. Puesto que son médicos, los psiquiatras entienden las relaciones que hay entre los problemas físicos y mentales. La principal tarea de un psiquiatra es dar prescripciones y gestionar el uso de medicación. Algunos psiquiatras practican la psicoterapia, pero no es frecuente. La mayoría realizan sesiones de entre aproximadamente 45 min y una hora, y visitas de seguimiento de unos quince minutos, aunque esto varía según cada caso. Es recomendable realizar psicoterapia si no se está recibiendo tratamiento por parte de un psiquiatra.

Estos son los títulos:

• Doctor en medicina.
• Doctor en medicina osteopática (en Estados Unidos de América).

Trabajador social

Los trabajadores sociales tienen estudios universitarios y la gran mayoría proporciona servicios sociales en hospitales y agencias. Otros trabajadores sociales también realizan psicoterapia, pero no realizan evaluaciones psicológicas.

Estos son los títulos:

• Grado o máster en educación social.
• Grado de educación social clínica.

Tu red de apoyo

Cuando crees tu propio kit de herramientas, ten en cuenta a las personas de tu entorno que te apoyan y te ayudan a sentirte a salvo cuando tienes ansiedad. Pueden ser miembros de tu familia, amigos o colegas de trabajo. Todos ellos forman parte de tu camino hacia la sanación. Algunas investigaciones han demostrado que tener una red de apoyo sólida puede reducir el estrés y que una red de apoyo segura tiene muchos beneficios positivos, como aumentar el nivel de bienestar, mejorar la capacidad de superar obstáculos y procurar una vida más sana y longeva.[39] Si hay un grupo de gente en tu vida en la que puedes confiar y a la que puedes acudir si lo necesitas, es más probable que seas capaz de superar los desafíos cotidianos, de tomar decisiones complicadas y de manejar una situación de crisis. Aunque el nivel de apoyo que recibes por parte de cada una de estas personas puede variar, pueden proporcionarte el apoyo emocional que necesitas cuando te sientes fuera de control o tienes ansiedad.

Puede resultar complicado saber cómo encontrar una red de apoyo real, e incluso puede que aún no conozcas a algunas personas de esta red, pero sigue siendo honesto y al final encontrarás a personas en las que confiar. Hay personas esperándote que saben exactamente por lo que estás pasando y que quieren aliviar tu dolor. Sé siempre honesto y recuerda que eres valioso y digno de ser amado, pase lo que pase. Aprender a regular tu cuerpo y tu mente por tu cuenta forma parte del camino hacia la sanación, pero la conexión humana siempre será una parte vital de este proceso.

PASAMOS A LA ACCIÓN: AUTOOBSERVACIÓN

Responde a las siguientes preguntas para saber cómo puedes ayudarte mejor.

¿Cómo me puedo ayudar para tener una salud física mejor?

_____

_____

¿Qué puedo hacer para tener una salud mental mejor?

_____

_____

¿Cuáles son las tres personas con las que me siento seguro?

_____

_____

¿Por qué estas personas me hacen sentir seguro?

_____

_____

RED DE APOYO PARA AÑADIR A MI KIT DE HERRAMIENTAS DE SANACIÓN

_____

_____

_____

_____

CAPÍTULO
9

Crea tu propio kit para la ansiedad

¡Ha llegado la hora de empezar a centrarte en ti! En este capítulo encontrarás actividades específicas para que localices las herramientas de esta guía que te funcionan mejor cuando sientes ansiedad. Crea tu propio kit para la ansiedad basándote en las estrategias que ya practicaste y usa este capítulo como referencia cuando sientas que sobreviene la ansiedad.

¿QUÉ TE FUNCIONA? HAZ AQUELLO QUE TE AYUDE

El objetivo de esta guía es ayudarte a crear un kit de herramientas de sanación específico para ti. Esto puede implicar un poco de ensayo y error, pero una vez hayas identificado las herramientas que realmente te funcionan para calmar la mente y el cuerpo, ¡estarás en el buen camino hacia la sanación!

Empieza creando tu kit de herramientas para la sanación, prestando especial atención a lo que haces cuando terminan los ataques de pánico. ¿Qué acción fue la que ayudó a activar tu respuesta de relajación? ¿Hay alguna conducta específica que parece coincidir con el momento en el que el ataque de pánico se apaga? Por ejemplo, si notas que el ataque de pánico se mitiga cuando realizas el ejercicio de los cinco sentidos, o cuando te mojas la cara con agua fría, o cuando practicas *tapping*, entonces, ¡estas técnicas deben estar incluidas en tu kit de herramientas para la sanación!

Para ayudarte a crear tu propio kit, te comparto el mío a modo de ejemplo:

El kit de herramientas para la ansiedad de Alison

Cosas que me relajan

- Cojín térmico.
- Antifaz.
- *Spinner*.
- Plastilina.
- Una manta gruesa.
- Mi perro.
- Mi diario personal.
- Hacer ejercicio mientras veo un *reality* en la tele.
- Pasear por la playa.
- Escuchar pódcast.
- Meterme en un *jacuzzi*.

Técnicas de respiración

- Respiración diafragmática.
- Respiración en rectángulo.
- Respiración nasal alterna.

Red de apoyo

- Mi hermana Amy.
- Mis padres.
- Mis amigos Dorothy, Jenny, Rita y Kelley.
- Mi terapeuta.

Afirmaciones para superar momentos de crisis

- Estoy a salvo.
- Me he sentido así antes y lo he superado.
- Este sentimiento es temporal.
- Hago una cosa detrás de otra.
- Está bien si descanso ahora un poco. No tengo que estar en ninguna parte.
- Esto terminará pronto.
- No pienses; solo respira.
- Tus pensamientos no tienen el control.

Meditaciones

- Listas de reproducción de Insight Timer.
- Meditar mientras paseo.

Ejercicios de visualización

- Mi lugar feliz.
- Una playa tranquila.
- Un jardín privado.

Suplementos

- Vitamina D.
- Vitamina B$_{12}$.
- Aceite de cannabidiol.
- Té de jengibre.
- Colágeno.
- Magnesio.

Aplicaciones

- Insight Timer
- Calm
- Progressive Muscle Relaxation
- 1010!

Videos

- De *tapping*.
- De yoga para la ansiedad.
- Escenas de *The Office*.

Libros

- *El manual de ejercicios de sentirse bien,* de David D. Burns.
- *Ámate y sana tu vida. Libro de trabajo*, de Louise L. Hay.
- *The Anxiety and Worry Workbook,* de Aaron T. Beck y David A. Clark.
- *How to Do the Work*, de Nicole LePera.

Pódcast y audiolibros

- *The Power of Vulnerability*, de Brené Brown.
- *Unlocking Us*, con Brené Brown.
- *Super Soul Conversations*, con Oprah Winfrey.
- *Mark Groves Podcast.*
- *The Daily Meditation Podcast*, de Mary Meckley.
- *Meditation Minis Podcast*, de Chel Hamilton.
- *On Purpose*, con Jay Shetty.

Ideas para distraer la mente

- Series: *The Office, Schitt's Creek, Girls.*
- Película: *Damas en guerra.*
- Frases de mi diario personal.
- La aplicación 1010!

Higiene del sueño

- Máquina de ruido blanco.
- Ir a dormir y levantarme siempre a la misma hora.
- Antifaz.
- Historias para dormir (de la aplicación Insight Timer).
- Difusor en la habitación con aceites esenciales relajantes.
- Espray de lavanda sobre la almohada.
- Evitar el café.
- Evitar el alcohol.

Ejercicios y herramientas para el *grounding*, relajarme y estar en el momento presente

- Un paseo de diez minutos en el exterior.
- Respirar aire fresco.
- Caminar descalza sobre la hierba.
- Mojarme la cara con agua fría.
- Sorber hielo.
- Yoga.
- *Tapping.*
- Pintar con mis sobrinos.
- Escuchar música relajante.
- Ordenar mi habitación/pertenencias (por ejemplo, poner lavadoras, limpiar cosas).
- Acupuntura.

Herramientas que alivian la ansiedad en dos minutos

- Ejercicio de *grounding* de dos minutos con los cinco sentidos.
- Técnica musical *mindfulness*.
- Música que concuerda con tu estado de ánimo.
- Escaneo corporal.
- Relajación muscular progresiva.

TU KIT DE HERRAMIENTAS PARA LA ANSIEDAD

Cosas que me relajan

_____

_____

_____

Técnicas de respiración

_____

_____

_____

Red de apoyo

_____

_____

_____

Afirmaciones para superar momentos de crisis

_____

_____

_____

Meditaciones

_____

_____

_____

Ejercicios de visualización

_____

_____

_____

Suplementos

_____

_____

_____

Aplicaciones

_____

_____

_____

Videos

_____

_____

_____

Libros

_____

_____

_____

Pódcast y audiolibros

_____

_____

_____

Ideas para distraer la mente

_____

_____

_____

_____

Higiene del sueño

_____

_____

_____

Ejercicios y herramientas para el _grounding_, relajarme y estar en el momento presente

_____

_____

_____

Herramientas que alivian la ansiedad en dos minutos

_____

_____

_____

10

Cuaderno de ejercicios para aliviar la ansiedad

Este capítulo extra sirve para pasar a la acción cuando notemos que la mente se nos acelera. Incluye actividades para la ansiedad como dibujos para colorear, juegos para distraer la mente, tablas para trabajar aspectos cognitivos, afirmaciones para superar la ansiedad, ejercicios de autoestima y ¡mucho más! Este capítulo extra te ayudará a tener la mente más calmada cuando sientas ansiedad.

GUÍA DE SANACIÓN PARA LA ANSIEDAD

PENSAMIENTOS FRENTE A SENTIMIENTOS
Adivina si la afirmación es un pensamiento o un sentimiento
(haz una marca debajo de la palabra correcta).

	Pensamiento	Sentimiento
Estoy solo.		
Soy un fracaso.		
No sirvo para nada.		
Siento ansiedad.		
Nunca nada sale bien.		
Tengo miedo.		
Todo se está desmoronando.		
Estoy muy enfadado.		
Mi vida nunca irá mejor.		
Estoy muy avergonzado.		

GUÍA DE SANACIÓN PARA LA ANSIEDAD

LISTA DE EJEMPLOS DE PENSAMIENTOS AUTOMÁTICOS

Instrucciones: haz una marca al lado de cada pensamiento automático negativo que tuvieras en el pasado o en la actualidad.

_____ La vida debería ser mejor.

_____ Él/ella no me entiende.

_____ Lo voy a decepcionar.

_____ Ya no me divierto con nada.

_____ ¿Por qué soy tan débil?

_____ Siempre lo estropeo todo.

_____ Mi vida no va a ninguna parte.

_____ No puedo manejar esta situación.

_____ Estoy fracasando.

_____ Es demasiado para mí.

_____ No tengo futuro.

_____ Las cosas están fuera de control.

_____ Algo malo va a suceder.

_____ A mí me pasa algo malo.

Añade tus propios pensamientos automáticos negativos a continuación:

_____

_____

_____

_____

GUÍA DE SANACIÓN PARA LA ANSIEDAD

SITUACIÓN

_____
_____
_____
_____

IDENTIFICA DOS PENSAMIENTOS AUTOMÁTICOS NEGATIVOS

1. _____
_____
2. _____
_____

Identifica la distorsión cognitiva.

¿Qué sentimientos están conectados con estos pensamientos?

LISTA DE SENTIMIENTOS

Tolerante/abierto	Enojado/molesto	Amoroso/conectado
Calmado	Agitado	Afectuoso
Centrado	Airado	Cálido
Confiado	Amargado	Cariñoso
Conforme	Cínico	Compasivo
Paciente	Contrariado	Comprometido
Presente	Desdeñoso	Curioso
Relajado	Despectivo	Empático
Satisfecho	Disgustado	Estimulado
Sereno	Exasperado	Fascinado
Tranquilo	Frustrado	Interesado
Vivo/alegre	Furioso	Intrigado
Alegre	Gruñón	Involucrado
Animado	Hostil	Presente
Apasionado	Impaciente	Satisfecho
Asombrado	Indignado	Seguro
Complacido	Inquieto	Solícito
Comprometido	Irritado	Tolerante
Contento	Malhumorado	Valioso
Emocionado	Rabioso	**Desesperanzado/triste**
Encantado	Resentido	Abatido
Energético	Tenso	Afligido
Entusiasmado	Trastornado	Angustiado
Entusiasta	Triste	Apesadumbrado
Eufórico	Vengativo	Cansado
Feliz	**Valiente/poderoso**	Decepcionado
Inspirado	Audaz	Deprimido
Juguetón	Atrevido	Desanimado
Libre	Capaz	Desconsolado
Radiante	Decidido	Deseoso
Rejuvenecido	Fuerte	Desesperado
Renovado	Libre	Desolado
Sorprendido	Orgulloso	Infeliz
Vigorizado	Osado	Lloroso
Vivaz	Seguro de sí mismo	Melancólico
Vivo	Sensato	Nostálgico
	Valiente	Pesimista
	Valioso	Solo
		Triste

LISTA DE SENTIMIENTOS

Desconectado/aturdido
Aburrido
Aislado
Aletargado
Apagado
Apático
Confundido
Distante
Incómodo
Indiferente
Lánguido
Lejano
Reticente
Retraído
Vacío
Avergonzado
Abochornado
Cohibido
Débil
Humillado
Inhibido
Inútil
Muy avergonzado
Miedoso
Alarmado
Ansioso
Asustado
Aterrado
Indeciso
Inquieto
Nervioso
Paralizado
Preocupado
Temeroso

Frágil
Desamparado
Sensible
Agradecido
Afortunado
Dichoso
Conmovido
Elogioso
Emocionado
Encantado
Grácil
Humilde
Suertudo
Culpable
Apenado
Arrepentido
Contrito
Optimista
Animado
Confiado
Entusiasta
Expectante
Positivo
Incapaz
Atrapado
Desvalido
Impotente
Inepto
Resignado
Víctima
Tierno
Amoroso
Cálido
Calmado
Cariñoso
Se ama a sí mismo
Reflexivo
Sereno
Vulnerable

Estresado/tenso
Agotado
Alterado
Ansioso
Cansado
Exhausto
Extenuado
Gruñón
Inconformista
Inquieto
Nervioso
Preocupado
Quemado
Sobrepasado
Tenso
Agitado/indeciso
Ansioso
Cohibido
Confundido
Desconfiado
Escéptico
Impactado
Insatisfecho
Inseguro
Malhumorado
Perplejo
Perturbado
Preocupado
Reacio
Receloso
Reticente
Titubeante

SENSACIONES CORPORALES

Acalorado	Eléctrico	Ligero
Acartonado	Entumecido	Liviano
Adolorido	Erizado	Lleno
Agarrotado	Espacioso	Magullado
Agotado	Esponjoso	Mareado
Ajustado	Estremecido	Nervioso
Apagado	Exhausto	Oprimido
Atontado	Fino	Palpitante
Aturdido	Flojo	Pesado
Blando	Frío	Punzante
Bloqueado	Húmedo	Quieto
Burbujeante	Inflamado	Radiante
Cálido	Inquieto	Relajado
Cómodo	Irritado	Revuelto
Con comezón	Lento	Rígido
Con zumbidos	Liberado	Sensible
Congelado		Sin aliento
Contenido		Sofocado
Contracturado		Suave
Contraído		Sudoroso
Cosquilleante		Suelto
Demacrado		Tembloroso
Desfallecido		Tenso
Destemplado		Tieso
Dolorido		Trémulo
		Vacío
		Vibrante

LISTA DE AFIRMACIONES PARA SUPERAR UNA CRISIS

- Estoy en el proceso de realizar un cambio positivo.

- Me perdono y me libero.

- Me acepto y genero paz en mi mente y corazón.

- Me impongo a los pensamientos que tratan de asustarme.

- Deseo soltar la tensión, el miedo y el estrés.

- Tengo el poder de realizar cambios.

- En este preciso momento estoy a salvo.

- Soy amado y me siento en paz.

- Tengo salud y soy un todo completo.

- Estoy a salvo en el universo.

- Estoy abierto y deseo cambiar.

- Yo estoy al mando. Ahora recupero todo mi poder.

- Soy digno de ser amado y conocido.

- Tengo el coraje para hacer que este sea un gran día.

- Con cada nueva respiración, inhalo fuerza y exhalo miedo.

- Todo lo que necesito me llega en el momento preciso.

- Me siento seguro expresando mis sentimientos.

5 COSAS QUE TE GUSTAN DE TI

1.

2.

3.

4.

5.

MOMENTO PARA PREOCUPARTE

PROGRAMA UN MOMENTO PARA PREOCUPARTE

Esta es otra estrategia mental de naturaleza paradójica, similar a la técnica de aceptar tu preocupación. En vez de oponer resistencia a tus obsesiones, elegirás momentos durante el día en los que te dedicarás intencionadamente a obsesionarte. ¡Suena un poco raro que te anime a preocuparte más! De ahí lo paradójico de la técnica, ¡que parece que está mal!

- Reserva cada día dos «momentos para preocuparte» de diez minutos.

- Usa todo este tiempo para pensar en lo que te preocupa sobre un tema en particular.

- No pienses en alternativas positivas, solo céntrate en las negativas.

- Y no te autoconvenzas de que las preocupaciones son irracionales.

- Trata de mostrar tanta ansiedad como puedas mientras piensas en las preocupaciones.

- Llega hasta el final de cada momento para preocuparte, incluso si se te acaban las ideas y tienes que repetir la misma preocupación una y otra vez.

- Al final de los diez minutos, suelta las preocupaciones con algunas respiraciones y regresa a tus otras actividades.

MOMENTO PARA PREOCUPARTE

PLANIFICACIÓN

Imprime copias de esta página para usarla en tus momentos para preocuparte. Al acabar, rompe el papel y «tira a la basura» tus preocupaciones.

Momento para preocuparme n.º 1

Mis preocupaciones

_____

Momento para preocuparme n.º 2

Mis preocupaciones

HIGIENE DEL SUEÑO

1. Sigue un horario.
    Planifica un horario para el descanso; trata de ir a dormir y levantarte a la misma hora todos los días.
2. Apaga los dispositivos electrónicos.
    Evita el uso de tu celular, televisión y computadora al menos treinta minutos antes de cerrar los ojos para dormir. Prueba leer o escuchar una historia para dormir en una aplicación de meditaciones, como Insight Timer o Calm.
3. No te fuerces.
    Si no te dormiste en veinte minutos, realiza un poco de yoga relajante o estiramientos, lee un libro o escucha una meditación.
4. Evita la cafeína, el alcohol y la nicotina.
    La cafeína puede permanecer en tu cuerpo durante doce horas, así que trata de evitarla tanto como sea posible, incluso durante el día. ¡Recuerda que el café descafeinado también lleva cafeína!
5. Usa la cama solo para dormir y para el romance.
    Tu cuerpo empezará a asociar tu cama con la actividad si haces cosas como trabajar en la cama. Trata de que esta sea un lugar solo para dormir e intimar físicamente con tu pareja.
6. No duermas durante el día.
    Esto perjudica al ciclo del sueño.
7. Mueve el cuerpo.
    El ejercicio y el movimiento favorecen una mente y un cuerpo saludables, lo que resulta beneficioso para tus hábitos de sueño. Evita el ejercicio demasiado intenso al menos dos horas antes de ir a dormir.
8. Mejora el entorno donde duermes.
    Duerme en una zona tranquila, cómoda y oscura. Procura usar un antifaz y elimina el máximo de ruido posible.
9. Crea una rutina para acostarte.
    Establece una rutina relajante como parte de tu higiene del sueño. Podrías hacer algo así:

*   21:00 h: date un baño caliente.
*   21:15 h: lávate los dientes.
*   21:20 h: enciende el difusor de aceite esencial.
*   21:30 h: lee un libro o el periódico.
*   21:45 h: apaga la luz y escucha una meditación o un relato para dormir, o realiza un ejercicio de respiración.

TABLA PARA LA RUTINA ANTES DE ACOSTARTE

Hora	Actividad	Herramientas relajantes	Completada

RESPIRACIÓN DIAFRAGMÁTICA

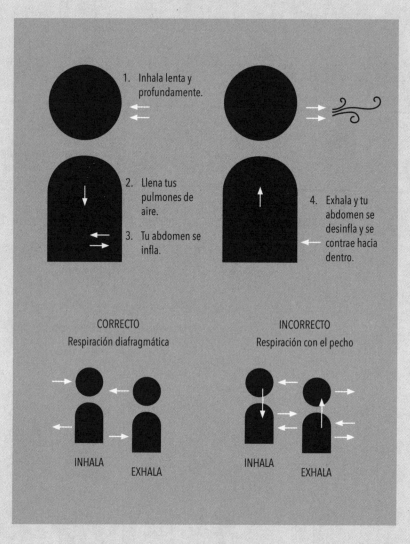

1. Inhala lenta y profundamente.

2. Llena tus pulmones de aire.

3. Tu abdomen se infla.

4. Exhala y tu abdomen se desinfla y se contrae hacia dentro.

CORRECTO
Respiración diafragmática

INCORRECTO
Respiración con el pecho

INHALA

EXHALA

INHALA

EXHALA

BENEFICIOS DE LA RESPIRACIÓN DIAFRAGMÁTICA

Te ayuda a relajarte, al rebajar el efecto del cortisol, la hormona del estrés, en tu cuerpo.

Disminuye el ritmo cardiaco y la presión arterial.

Te ayuda a lidiar con los síntomas de la ansiedad.

Mejora la estabilidad de tus músculos centrales.

Mejora la habilidad del cuerpo para tolerar ejercicio intenso.

Disminuye el riesgo de hacerte daño en la musculatura.

Disminuye el ritmo respiratorio, de modo que se consume menos energía.

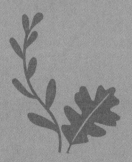

SIGUE EL CONTORNO DE TU MANO PARA CALMAR LA RESPIRACIÓN

Usa este dibujo o tu propia mano para realizar este ejercicio.

Abre la mano y estira los dedos como si fuera una estrella. Puedes hacerlo con la mano derecha o izquierda. Imagina que el dedo índice de la otra mano es un lápiz y que dibujas el contorno de la mano y de los dedos.

INHALA por la NARIZ mientras sigues el contorno hacia arriba.

HAZ UNA PAUSA en la parte superior de cada dedo.

EXHALA por tu BOCA mientras sigues el contorno hacia abajo.

HAZ UNA PAUSA cuando llegues abajo.

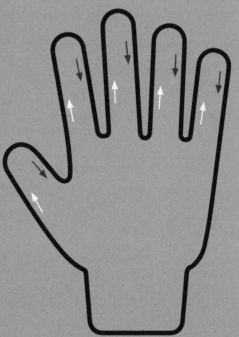

¿Cómo sientes tu cuerpo ahora?

REPROGRAMA TU MENTE

MIS CINCO AFIRMACIONES FAVORITAS PARA ENFRENTARME A LA ANSIEDAD

1.

2.

3.

4.

5.

Ponte una alarma cada hora con estas afirmaciones para recordarte que
¡TÚ PUEDES!

TÉCNICA DE LA SEÑAL DE *STOP*

Los pensamientos intrusivos pueden alterar tu vida y convertirse en una importante fuente de ansiedad. Este ejercicio de visualización ayuda a detener este tipo de pensamientos.

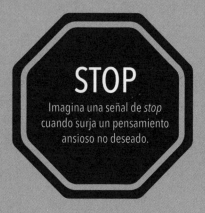

STOP

Imagina una señal de *stop* cuando surja un pensamiento ansioso no deseado.

PASO 1:

Visualiza una gran señal de *stop* roja en una calle vacía y un cielo azul despejado de fondo.

PASO 2:

Céntrate en la señal y repite la palabra «stop».

PASO 3:

Observa y reconoce el pensamiento o los pensamientos intrusivos. Dite a ti mismo: «Sé que la ansiedad está tratando de hacerme creer que corro peligro ahora mismo, pero estos pensamientos tan solo son pensamientos… los pensamientos no tienen poder».

ANSIEDAD...

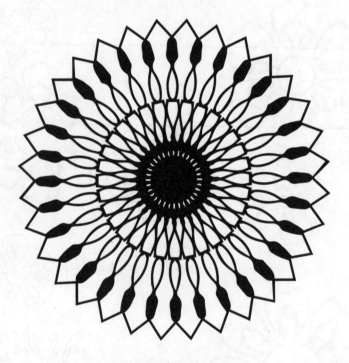

FUERA

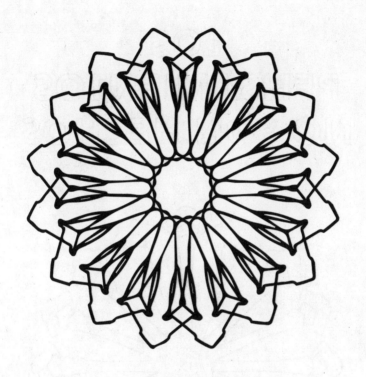

YO TENGO
EL CONTROL

LOS PENSAMIENTOS NO SON HECHOS

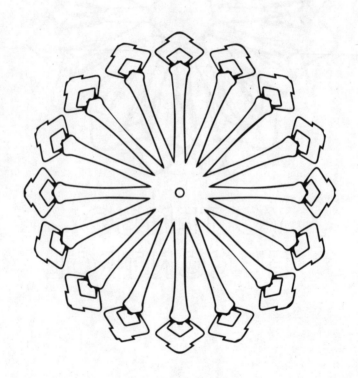

¡TÚ PUEDES!

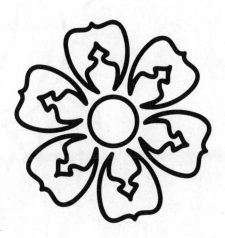

PUEDO DOMINAR
MI ANSIEDAD

LA ANSIEDAD

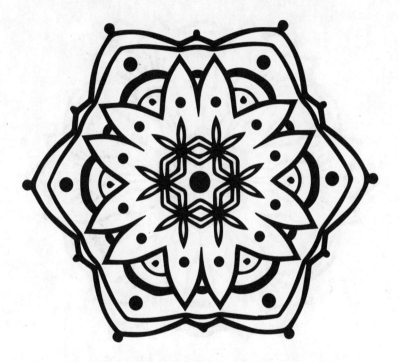

NO ME DEFINE

RESPIRA

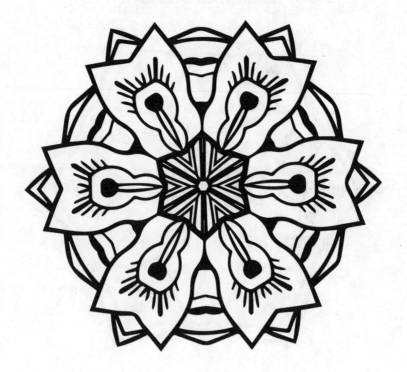

ESTOY A SALVO

COMO LO HICE ANTES, SOBREVIVIRÉ A ESTA SITUACIÓN

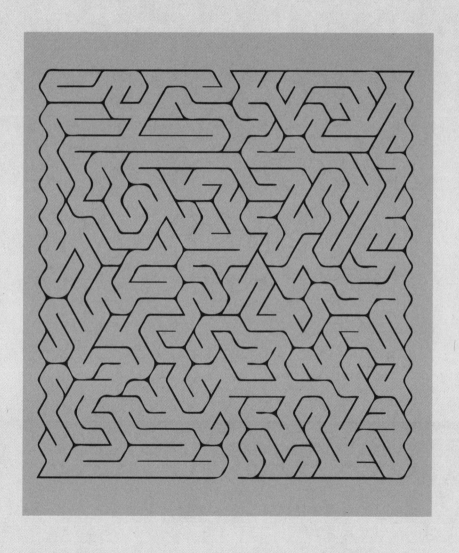

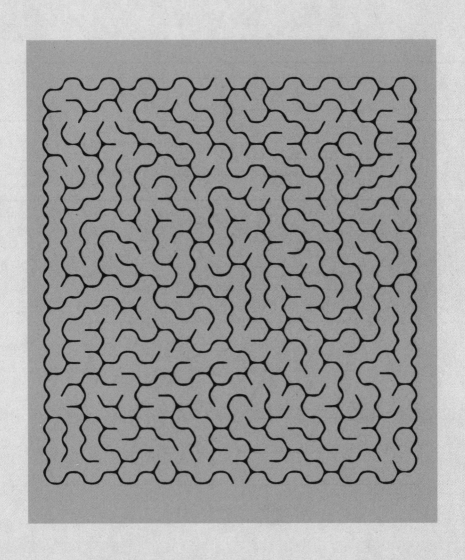

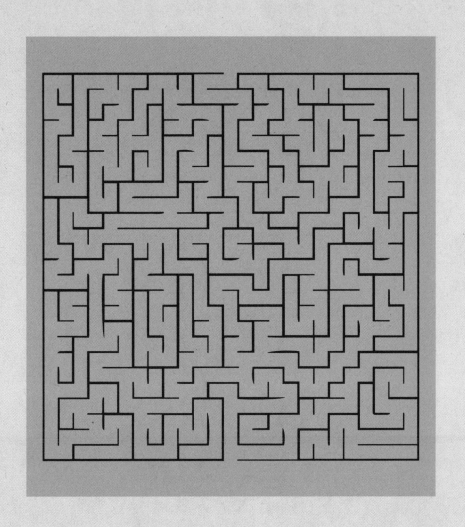

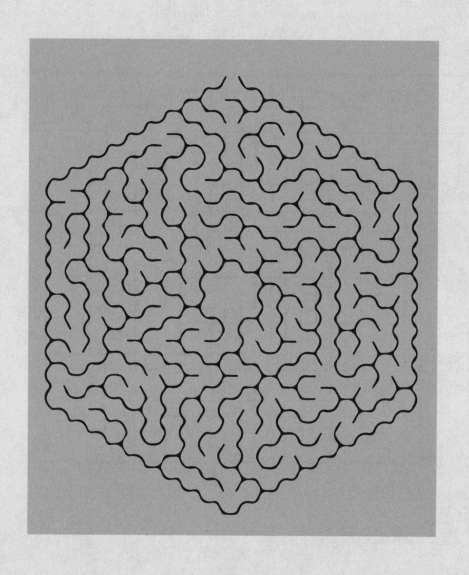

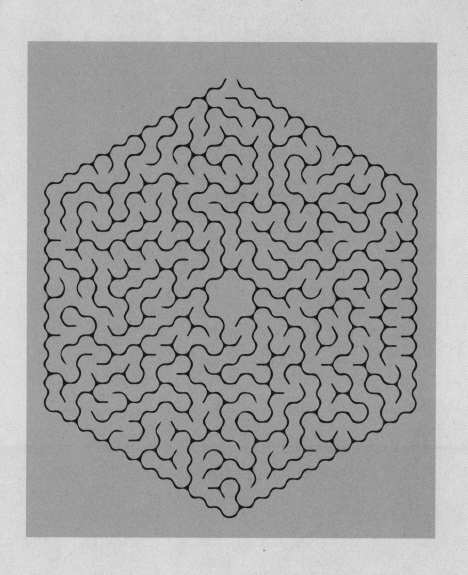

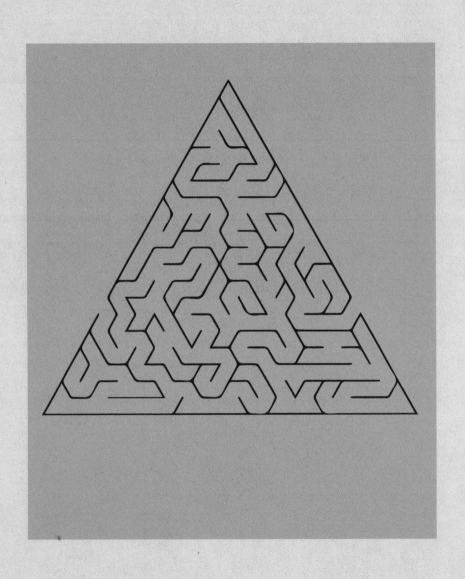

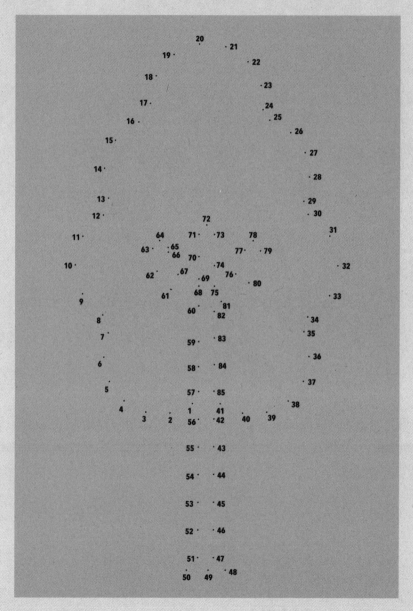

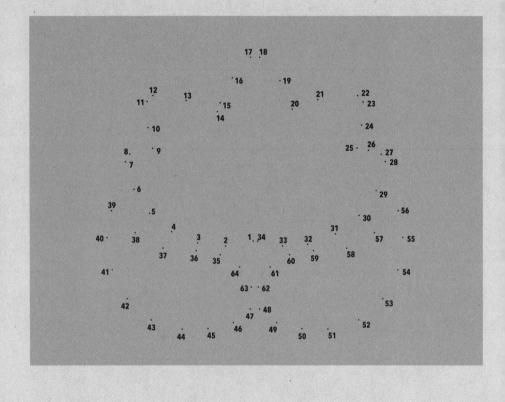

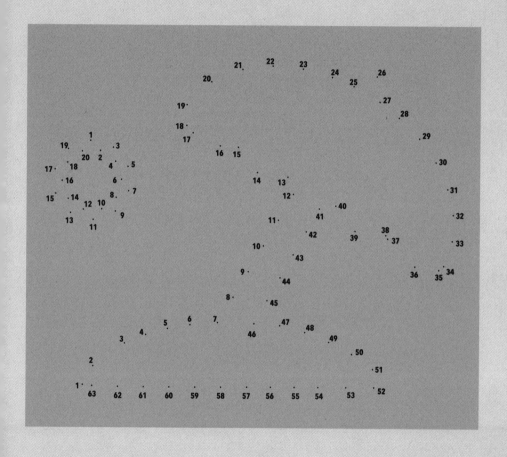

AGRADECIMIENTOS

Me gustaría agradecer a mi madre y a mi padre todo el apoyo que siempre me han brindado en mi pasión por querer ayudar a los demás y el haber sacrificado su tiempo y energía para que yo pudiera seguir esta pasión como terapeuta. Ambos merecen gratitud y reconocimiento infinitos. Sin ustedes no estaría aquí hoy.

Todo mi amor a mi hermana, Amy, que ha sido una parte importantísima de mi camino hacia la sanación y me ha proporcionado un apoyo incondicional cuando me ha costado confiar en que las cosas mejorarían. Eres una de las «piezas» más importantes de mi kit de herramientas para sanar. También un enorme agradecimiento a mi cuñado, Jonny, que es un verdadero hermano para mí y no me ha abandonado en los peores momentos. Ambos me han regalado la herramienta más sanadora de todas: mi sobrina Emiliana y mi ahijado Paolo. Gracias a ambos por acogerme en su familia como si fuera la mía propia y enseñarme la importancia de los verdaderos valores de la familia.

Quiero hacer un reconocimiento especial a la increíble Ronnie Alvarado, mi editora en Simon Element, que creyó en este proyecto y en la escritora que nunca pensé que querría ser. Desde el principio vio el potencial de este libro y la importancia de difundir el tratamiento holístico al resto del mundo. Siempre le estaré agradecida.

Gracias a todo el equipo editorial de Simon & Schuster, incluyendo a Jessica Preeg, Nan Rittenhouse, Emily Frick, Benjamin Holmes, Laura Flavin, Molly Pieper y Kate Davids, entre otros.

Un agradecimiento especial para mi mejor amiga y escritora Dorothy Simone (Cascerceri), que me ha acompañado en mi camino hacia la sanación desde 1995. Gracias por tu sabiduría y tus consejos de escritora experta y por apoyarme siempre en mi trayectoria personal y profesional.

Gracias a todos los investigadores académicos, médicos clínicos y teóricos cuyas ideas y trabajo aportaron base científica al libro: Nicole LePera, Dan Siegel, Louise Hay, Gary Craig, Albert Ellis, Aaron Beck y muchos otros a los que hago referencia en el libro.

Finalmente, un agradecimiento especial a todos los increíbles sanadores que siguen mi trabajo en mi perfil de Instagram, The Anxiety Healer. Su valentía para compartir sus emociones y miedos más profundos en mi perfil, con la intención de ayudar a los demás a no sentirse solos con su dolor y sufrimiento, ha sido una gran fuente de inspiración para mí. Han creado un espacio increíblemente seguro para quienes sufren ansiedad y han trabajado mucho para terminar con el estigma de la salud mental. Me asombran día tras día. Gracias por crear un espacio de sanación para mí y para todo el mundo.

BIBLIOGRAFÍA

«Aromatherapy: Do Essential Oils Really Work?», Universidad Johns Hopkins, con acceso el 20 de septiembre de 2020. <https://www.hopkinsmedicine.org/health/wellness-and-prevention/aromatherapy-do-essential-oils-really-work>.

Batchu, Bala Kishore, «Neuro-Science Behind Visualization», International Coach Academy, 3 de diciembre de 2013. <https://coachcampus.com/coach-portfolios/research-papers/bala-kishore-batchu-neuro-science-behind-visualization/3>.

Breit, Sigrid, *et al.*, «Vagus Nerve as Modulator of the Brain-Gut Axis in Psychiatric and Inflammatory Disorders», *Frontiers in Psychiatry*, 2018, 9, p. 44.

Cho, Eun Hee, *et al.*, «The Effects of Aromatherapy on Intensive Care Unit Patients' Stress and Sleep Quality: A Nonrandomized Controlled Trial», *Evidence-Based Complementary and Alternative Medicine*, 2017, 2856592. doi: 10.1155/2017/2856592.

Clark, D., y A. Beck, *The Anxiety and Worry Workbook: The Cognitive Behavioral Solution*, Nueva York, Guilford Press, 2012 (trad. cast. de Jasone Aldekoa, *Terapia cognitiva para trastornos de ansiedad*, Desclée de Brouwer, Bilbao, 2012).

Cognitive Model, Beck Institute: Cognitive Behavioral Therapy, con acceso el 21 de noviembre del 2020. <https://beckinstitute.org/cognitive-model>.

Cully, J. A., y A. L. Teten, *A Therapist's Guide to Brief Cognitive Behavioral Therapy*, Departamento de Asuntos de los Veteranos, Central Sur MIRECC, Houston, 2008. <https://depts.washington.edu/dbpeds/therapists_guide_to_brief_cbtmanual.pdf>.

Eddins, Rachel, «Grounding Techniques & Self Soothing for Emotional Regulation», *Eddison Counseling*, 1 de abril de 2020. <https://eddinscounseling.com/grounding-techniques-self-soothing-emotional-regulation>.

«EFT Tapping», *Healthline*, con acceso el 22 de septiembre de 2020. <https://www.healthline.com/health/eft-tapping>.

Eisler, Melissa, «Nadi Shodhana: How to Practice Alternate Nostril Breathing», *Chopra*, 15 de noviembre de 2015. <https://chopra.com/articles/nadi-shodhana-how-to-practice-alternate-nostril-breathing>.

Gawain, Shakti, *Creative Visualization: Use the Power of Your Imagination to Create What You Want in Your Life*, Nataraj Publishing, Novato, CA, 2002 (trad. cast. de Joaquín Negrón Sánchez, *Visualización creativa: cómo crear lo que deseas en la vida con el poder la imaginación*, Editorial Sirio, Málaga, 2000).

«Grounding Techniques: Step-by-Step Guide and Methods», *Medical News Today*, 31 de marzo de 2020. <https://www.medicalnewstoday.com/articles/grounding-techniques#methods>.

Harandi, T. F., M. M. Taghinasab, y T. D. Nayeri, «The Correlation of Social Support with Mental Health: A Meta-Analysis», *Electronic Physician*, 2017, 9, pp. 5212-5222. doi: 10.19082/5212.

Hay, Louise, *Experience Your Good Now!: Learning to Use Affirmations*, Carlsbad, CA, Hay House, 2010 (trad. cast. de Núria Martí Pérez, *Tu felicidad empieza ahora: alcanza la plenitud aprendiendo a utilizar las afirmaciones*, Barcelona, Urano, 2011).

___, *What Is Mirror Work?*, con acceso el 15 de noviembre de 2020. <https://www.louisehay.com/what-is-mirror-work>.

«How to Choose the Best Aromatherapy Oil», *My Chinese Recipes*, 27 de febrero de 2020. <https://www.mychineserecipes.com/how-to-choose-the-best-aromatherapy-oil>.

Jaehnig, Jon, «Free Association: What Is It, and How Does It Work?», *Betterhelp*, 10 de noviembre de 2020. <https://www.betterhelp.com/advice/psychologists/free-association-what-is-it-and-how-does-it-work>.

Jasemi, M., S. Aazami, y R. E. Zabihi, «The Effects of Music Therapy on Anxiety and Depression of Cancer Patients», *Indian Journal of Palliative Care,* 2016, 22(4), pp. 455-458. doi: 10.4103/0973-1075.191823.

Jerath, Ravinder, *et al.*, «Self-Regulation of Breathing as a Primary Treatment for Anxiety», *Applied Psychophysiology and Biofeedback,* 2015, 40(2), pp. 107-115. doi: 10.1007/s10484-015-9279-8.

Jungmann, M., *et al.*, «Effects of Cold Stimulation on Cardiac-Vagal Activation in Healthy Participants: Randomized Controlled Trial», *JMIR Formative Research,* 2018, 2, e10257. doi: 10.2196/10257.

Kim, Jung T., *et al.*, «Evaluation of Aromatherapy in Treating Postoperative Pain: Pilot Study», *Pain Practice,* 2006, 6, pp. 273-277.

Kirchell, Sally, «10 Benefits of Starting Your Day with Positive Affirmations», *Elephant Journal,* 28 de noviembre de 2018. <https://www.elephantjournal.com/2018/11/10-benefits-of-starting-your-day-with-positive-affirmations-2>.

«Learn Bhastrika Pranayama (Bellows Breath)», *Yoga International*, <https://yogainternational.com/article/view/learn-bhastrika-pranayama-bellows-breath>.

LePera, Nicole, *How to Do the Work: Recognize Your Patterns, Heal from Your Past, and Create Your Self*, Orion Spring, Londres, 2021 (trad. cast. de Noemí Sobregués Arias, *Sánate: conecta con tu esencia mediante la psicología holística*, Grijalbo, Barcelona, 2021).

___, «Vagus Nerve: A Path to Healing», *Holistic Psychologist*, 9 de septiembre de 2018. <https://yourholisticpsychologist.com/va gus_nerve_a_path-to-healing>.

Lizarraga-Valderrama, Lorena R., «Effects of Essential Oils on Central Nervous System: Focus on Mental Health», *Psychotherapy Research*, 2021, 35(2), pp. 657-679.

Luberto, C. M., *et al.*, «A Perspective on the Similarities and Differences Between Mindfulness and Relaxation», *Global Advances in Health and Medicine*, 2020, 9, pp. 1-13. doi: 10.1177/2164 956120905597.

Marksberry, Kellie, *Take a Deep Breath*, American Institute of Stress, 10 de agosto de 2012. <https://www.stress.org/take-a-deep-breath>.

McCorry, Laurie Kelly, «Physiology of the Autonomic Nervous System», *American Journal of Pharmaceutical Education*, 2007, 71(4), p. 78. doi: 10.5688/aj710478.

Mizrahi, Maya C., *et al.*, «Effects of Guided Imagery with Relaxation Training on Anxiety and Quality of Life Among Patients with Inflammatory Bowel Disease», *Psychology & Health*, 2012, 27(12); pp. 1.463-1.479. doi: 10.1080/08870446.2012.691169.

Monet, Michelle, «Neuroplasticity Is Mind Boggling Science», *Invincible Illness*, 4 de septiembre de 2019. <https://medium.com/invisible-illness/neuroplasticity-is-mind-boggling-scien ce-29a215e44096>.

Mooventhan, A., y L. Nivethitha, «Scientific Evidence-Based Effects of Hydrotherapy on Various Systems of the Body», *North American Journal of Medical Sciences*, 2014, 6(5), pp. 199-209. doi: 10.4103/1947-2714.132935.

Panic Attacks, Universidad de Pennsylvania, 11 de diciembre de 2020. <https://www.med.upenn.edu/ctsa/panic_symptoms. html>.

Relaxation Techniques for Health, National Center for Complementary and Integrative Health, 10 de mayo de 2018. <https://nccih.nih.gov/health/stress/relaxation.htm>.

Scholey, A., *et al.*, «Chewing Gum Alleviates Negative Mood and Reduces Cortisol During Acute Laboratory Psychological Stress», *Physiology & Behavior*, 2009, 97(3-4, pp. 304-312. doi: 10.1016/j.physbeh.2009.02.028.

Smith, J. M., y L. B. Alloy, «A Roadmap to Rumination: A Review of the Definition, Assessment, and Conceptualization of this Multifaceted Construct», *Clinical Psychology Review*, 2009, 29(2), pp 116-128. doi: 10.1016/j.cpr.2008.10.003.

Stress Effects on the Body, American Psychological Association, 1 de noviembre de 2018. <https://www.apa.org/topics/stress/body>.

«Stressing Out? S.T.O.P»., *Mindful*, 29 de mayo de 2013. <https://www.mindful.org/stressing-out-stop>.

Toda, M., K. Morimoto, S. Nagasawa, y K. Kitamura, «Change in Salivary Physiological Stress Markers by Spa Bathing», *Biomedical Research*, 2006, 27(1), pp. 11-14. doi: 10.2220/biomedres.27.11.

Tseng, J., y J. Poppenk, «Brain Meta-State Transitions Demarcate Thoughts Across Task Contexts Exposing the Mental Noise of Trait Neuroticism», *Nature Communications*, 2020, 11, p. 3480. <https://doi.org/10.1038/s41467-020-17255-9>.

Understanding the Stress Response, Harvard Medical School, 6 de julio de 2020. <https://www.health.harvard.edu/staying-healthy/understanding-the-stress-response>.

«Visualization and Guided Imagery Techniques for Stress Reduction», *Mentalhealth.net*. <https://www.mentalhelp.net/stress/visualization-and-guided-imagery-techniques-for-stress-reduction>.

Weil, Andrew, «Three Breathing Exercises and Techniques», *Dr Weil.com*, mayo de 2016. <https://www.drweil.com/health-wellness/body-mind-spirit/stress-anxiety/breathing-three-exercises>.

Wells, Rachel, «5 Ways to Stop Panic in Its Tracks», *Happify Daily*, con acceso el 18 de enero de 2021. <https://www.happify.com/hd/5-ways-to-stop-panic-in-its-tracks>.

«What Is Mindfulness?», *Greater Good Magazine*, 10 de febrero de 2021. <https://greatergood.berkeley.edu/topic/mindfulness/definition>.

«What Is Tapping and How Can I Start Using It?», *Tapping Solution*, con acceso el 12 de septiembre de 2020. <https://www.thetappingsolution.com/what-is-eft-tapping>.

«What's the Difference Between a Panic Attack and an Anxiety Attack?», *Healthline*, 30 de septiembre de 2019. <https://www.healthline.com/health/panic-attack-vs-anxiety-attack>.

Wong, Kristin, «Journaling Showdown: Writing vs. Typing», *Lifehacker*, 5 de marzo de 2017. <https://lifehacker.com/journaling-showdown-writing-vs-typing-1792942629>.

NOTAS

1. *Panic Attacks*, Universidad de Pennsylvania, 11 de diciembre de 2020. <https://www.med.upenn.edu/ctsa/panic_symptoms.html>.

2. *Understanding the Stress Response*, Harvard Medical School, 6 de julio de 2020. <https://www.health.harvard.edu/staying-healthy/understanding-the-stress-response>.

3. Breit, Sigrid, *et al.*, «Vagus Nerve as Modulator of the Brain-Gut Axis in Psychiatric and Inflammatory Disorders», *Frontiers in Psychiatry*, 2018, 9, p. 44.

4. *Cognitive Model*, Beck Institute: Cognitive Behavioral Therapy, con acceso el 21 de noviembre del 2020. <https://beckinstitute.org/cognitive-model>.

5. Cully, J. A., y A. L. Teten, *A Therapist's Guide to Brief Cognitive Behavioral Therapy*, Departamento de Asuntos de los Veteranos, Central Sur MIRECC, Houston, 2008. <https://depts.washington.edu/dbpeds/therapists_guide_to_brief_cbtmanual.pdf>.

6. Clark, D., y A. Beck, *The Anxiety and Worry Workbook: The Cognitive Behavioral Solution*, Nueva York, Guilford Press, 2012 (trad cast. de Jasone Aldekoa, *Terapia cognitiva para trastornos de ansiedad*, Desclée de Brouwer, Bilbao, 2012).

7. Lurie Kelly McCorry, «Physiology of the Autonomic Nervous System», *American Journal of Pharmaceutical Education*, 2007, 71(4), p. 78. doi: 10.5688/aj710478.

8. Jerath, Ravinder, *et al.*, «Self-Regulation of Breathing as a Primary Treatment for Anxiety», *Applied Psychophysiology and Biofeedback*, 2015, 40(2), pp. 107-115. doi: 10.1007/s10484-015-9279-8.

9. Marksberry, Kellie, *Take a Deep Breath*, American Institute of Stress, 10 de agosto de 2012. <https://www.stress.org/take-a-deep-breath>.

10. «Learn Bhastrika Pranayama (Bellows Breath)», *Yoga International*, <https://yogainternational.com/article/view/learn-bhastrika-pranayama-bellows-breath>.

11. Weil, Andrew, «Three Breathing Exercises and Techniques», *DrWeil. com*, mayo de 2016. <https://www.drweil.com/health-wellness/body-mind-spirit/stress-anxiety/breathing-three-exercises>.

12. Eisler, Melissa, «Nadi Shodhana: How to Practice Alternate Nostril Breathing», *Chopra*, 15 de noviembre de 2015. <https://chopra.com/articles/nadi-shodhana-how-to-practice-alternate-nostril-breathing>.

13. «What Is Mindfulness?», *Greater Good Magazine*, 10 de febrero de 2021. <https://greatergood.berkeley.edu/topic/mindfulness/definition>.

14. Toda, M., K. Morimoto, S. Nagasawa, y K. Kitamura, «Change in Salivary Physiological Stress Markers by Spa Bathing», *Biomedical Research*, 2006, 27(1), pp. 11-14. doi: 10.2220/biomedres.27.11.

15. Mooventhan, A., y L. Nivethitha, «Scientific Evidence-Based Effects of Hydrotherapy on Various Systems of the Body», *North American Journal of Medical Sciences*, 2014, 6(5), pp. 199-209. doi: 10.4103/1947-2714.132935.

16. Wells, Rachel, «5 Ways to Stop Panic in Its Tracks», *Happify Daily*, con acceso el 18 de enero de 2021. <https://www.happify.com/hd/5-ways-to-stop-panic-in-its-tracks>.

17. «What Is Tapping and How Can I Start Using It?», *Tapping Solution*, con acceso el 12 de septiembre de 2020. <https://www.thetappingsolution.com/what-is-eft-tapping>.

18. Eddins, Rachel, «Grounding Techniques & Self Soothing for Emotional Regulation», *Eddison Counseling*, 1 de abril de 2020. <https://eddinscounseling.com/grounding-techniques-self-soothing-emotional-regulation>.

19. Jasemi, M., S. Aazami, y R. E. Zabihi, «The Effects of Music Therapy on Anxiety and Depression of Cancer Patients», Indian Journal of Palliative Care 2016, 22(4), pp. 455-458. doi: 10.4103/0973-1075.191823.

20. Wong, Kristin, «Journaling Showdown: Writing vs. Typing», *Lifehacker*, 5 de marzo de 2017. <https://lifehacker.com/journaling-showdown-writing-vs-typing-1792942629>.

21. Jaehnig, Jon, «Free Association: What Is It, and How Does It Work?», *Betterhelp*, 10 de noviembre de 2020. <https://www.betterhelp.com/advice/psychologists/free-association-what-is-it-and-how-does-it-work>.

22. Luberto, C. M., *et al.*, «A Perspective on the Similarities and Differ-

ences Between Mindfulness and Relaxation», *Global Advances in Health and Medicine*, 2020, 9, pp. 1-13. doi: 10.1177/2164956120905597.

23. LePera, Nicole, *How to Do the Work: Recognize Your Patterns, Heal from Your Past, and Create Your Self*, Orion Spring, Londres, 2021 (trad. cast. de Noemí Sobregués Arias, *Sánate: conecta con tu esencia mediante la psicología holística*, Grijalbo, Barcelona, 2021).

24. Scholey, A., *et al.*, «Chewing Gum Alleviates Negative Mood and Reduces Cortisol During Acute Laboratory Psychological Stress», *Physiology & Behavior*, 2009, 97(3-4, pp. 304-312. doi: 10.1016/j.physbeh.2009.02.028.

25. Jungmann, M., *et al.*, «Effects of Cold Stimulation on Cardiac-Vagal Activation in Healthy Participants: Randomized Controlled Trial», *JMIR Formative Research*, 2018, 2, e10257. doi: 10.2196/10257.

26. Kim, Jung T., *et al.*, «Evaluation of Aromatherapy in Treating Postoperative Pain: Pilot Study», *Pain Practice*, 2006, 6, pp. 273-277.

27. Cho, Eun Hee, *et al.*, «The Effects of Aromatherapy on Intensive Care Unit Patients' Stress and Sleep Quality: A Nonrandomized Controlled Trial», *Evidence-Based Complementary and Alternative Medicine*, 2017, 2856592. doi: 10.1155/2017/2856592.

28. Lizarraga-Valderrama, Lorena R., «Effects of Essential Oils on Central Nervous System: Focus on Mental Health», *Psychotherapy Research*, 2021, 35(2), pp. 657-679.

29. «Aromatherapy: Do Essential Oils Really Work?», Universidad Johns Hopkins, con acceso el 20 de septiembre de 2020. <https://www.hopkinsmedicine.org/health/wellness-and-prevention/aromatherapy-do-essential-oils-really-work>.

30. Tseng, J., y J. Poppenk, «Brain Meta-State Transitions Demarcate Thoughts Across Task Contexts Exposing the Mental Noise of Trait Neuroticism», *Nature Communications*, 2020, 11, p. 3480. <https://doi.org/10.1038/s41467-020-17255-9>.

31. Hay, Louise, *Experience Your Good Now!: Learning to Use Affirmations*, Carlsbad, CA, Hay House, 2010 (trad. cast. de Núria Martí Pérez, *Tu felicidad empieza ahora: alcanza la plenitud aprendiendo a utilizar las afirmaciones*, Barcelona, Urano, 2011).

32. Kirchell, Sally, «10 Benefits of Starting Your Day with Positive Affirmations», *Elephant Journal*, 28 de noviembre de 2018. <https://www.elephantjournal.com/2018/11/10-benefits-of-starting-your-day-with-positive-affirmations-2>.

33. Hay, Louise, *What Is Mirror Work?*, con acceso el 15 de noviembre de 2020. <https://www.louisehay.com/what-is-mirror-work>.

34. Mizrahi, Maya C., *et al.*, «Effects of Guided Imagery with Relaxation Training on Anxiety and Quality of Life Among Patients with Inflammatory Bowel Disease», *Psychology & Health*, 2012, 27(12); pp. 1.463-1.479. doi: 10.1080/08870446.2012.691169.

35. Batchu, Bala Kishore, «Neuro-Science Behind Visualization», International Coach Academy, 3 de diciembre de 2013. <https://coachcampus.com/coach-portfolios/research-papers/bala-kishore-batchu-neuro-science-behind-visualization/3>.

36. *Relaxation Techniques for Health*, National Center for Complementary and Integrative Health, 10 de mayo de 2018. <https://nccih.nih.gov/health/stress/relaxation.htm>.

37. Gawain, Shakti, *Creative Visualization: Use the Power of Your Imagination to Create What You Want in Your Life*, Nataraj Publishing, Novato, CA, 2002 (trad. cast. de Joaquín Negrón Sánchez, *Visualización creativa: cómo crear lo que deseas en la vida con el poder de la imaginación*, Editorial Sirio, Málaga, 2000).

38. Smith, J. M., y L. B. Alloy, «A Roadmap to Rumination: A Review of the Definition, Assessment, and Conceptualization of this Multifaceted Construct», *Clinical Psychology Review*, 2009, 29(2), pp. 116-128. doi: 10.1016/j.cpr.2008.10.003.

39. Harandi, T. F., M. M. Taghinasab, y T. D. Nayeri, «The Correlation of Social Support with Mental Health: A Meta-Analysis», *Electronic Physician*, 2017, 9, pp. 5212-5222. doi: 10.19082/5212.

ÍNDICE ANALÍTICO Y ONOMÁSTICO

SOBRE LA AUTORA

Alison Seponara es una psicoterapeuta licenciada y trata temas de ansiedad en Filadelfia. Alison está especializada en terapia cogniti-vo-conductual y en psicología positiva basada en *mindfulness* en personas que padecen trastornos de ansiedad. Conocida como The Anxiety Healer («sanadora de la ansiedad») en Instagram, Alison ha contribuido notablemente a la concienciación sobre la impor-tancia de la salud mental, que ayuda a quienes padecen ansiedad a sentirse menos solos en su camino hacia la sanación. Alison se re-fiere a los miembros de su comunidad como «sanadores» para ge-nerar más unidad e inclusividad en su grupo de seguidores.

Alison usa sus redes sociales para hablar abierta y honestamen-te sobre sus propios problemas con la ansiedad, mostrando com-pasión y empatía a sus seguidores.

Alison se ha entregado a la lucha contra el estigma de la salud mental, creando un espacio seguro para todas las personas del mun-do que quieran unirse a su comunidad de apoyo, libre de juicios o inclinaciones.

Alison también presenta el pódcast *The Anxiety Chicks*, en el que aporta sus conocimientos como terapeuta a la vez que su pro-pia experiencia personal para proporcionar a la audiencia informa-ción referente a los trastornos de ansiedad, la conexión entre la mente y el cuerpo, los ataques de pánico, la salud intestinal, las curas holísticas y, lo más importante de todo, visibilizar los problemas de salud mental. Alison es la fundadora de la Anxiety Healing School, un programa de formación *online* con muchos cursos de sanación que ayudan a sus estudiantes a aprender cómo combatir los pensamientos intrusivos y el miedo, así como a redirigir la mente ansiosa.

De la ansiedad a la calma ha sido posible gracias al trabajo
de su autora, Alison Seponara, así como de la traductora
Maria Fresquet, la correctora Eva Robledillo, el diseñador
José Ruiz-Zarco Ramos, el equipo de Realización Planeta,
la maquetista Toni Clapés, la directora editorial
Marcela Serras, la editora ejecutiva Rocío Carmona,
la editora Ana Marhuenda, y el equipo comercial,
de comunicación y marketing de Diana.

En Diana hacemos libros que fomentan
el autoconocimiento e inspiran a los lectores
en su propósito de vida. Si esta lectura te ha gustado,
te invitamos a que la recomiendes y que así, entre todos,
contribuyamos a seguir expandiendo
la conciencia.